Günther Heim

Wie ein Stein im Fluss

Buch: Unser Gesundheitswesen befindet sich in keinem guten Zustand. Die Mängel sind bekannt und sollen hier nicht aufgezählt werden. Die Ursachen dagegen kennen nur wenige, und daher wird es schwierig sein, eine grundlegende Änderung herbei zu führen. Mir scheint, dass unser ganzes medizinisches Denken auf den Prüfstand gehört. Die Medizin unserer Zeit hat sich zu sehr den Naturwissenschaften unterworfen, als dass sie die Bedürfnisse von kranken Menschen angemessen befriedigen könnte. Unsere technisierte Medizin ist die Folge eines unbiologischen Weltbildes, das sich durch alle Bereiche von Wissenschaft und Forschung zieht. Es bedarf also eines gänzlich anderen Denkansatzes, um dem Bedürfnis einer ‚kranken Welt' gerecht zu werden. Die in diesem Buch vorgestellte Blockadentheorie eröffnet neue Wege, das Problem von Gesundsein und Kranksein anders anzugehen als bisher.

Autor: Der Autor studierte zunächst Physik in Karlsruhe, promovierte auf dem Gebiet der Supraleitung. Nach der Habilitation Privatdozent für das Lehrgebiet Physik. Ein Jahr später ein Neuanfang in der Theoretischen Medizin der Universität Heidelberg. Seither beschäftigt er sich mit den Themen Früherkennung chronischer Krankheiten, Gesundheitsvorsorge und Lebensgestaltung. Daneben eigene Forschungsarbeiten zur Bioenergetik, Blockadentheorie und anderes mehr.

Inhalt

Günther Heim

Wie ein Stein im Fluss

Blockaden in der Entwicklung des Menschen

Band 1

Günther Heim, »Wie ein Stein im Fluss«

3. Auflage 2008
Umschlag und Grafik: G. Heim
Herstellung und Verlag: Books on Demand GmbH, Norderstedt
ISBN 978-3-8370-2531-6

Vorwort

Es geht in diesem Text um Blockaden und Blockierungen, wie der Titel es verspricht. Entstanden ist das Konzept dieses Textes in der Mitte der Achtziger Jahre, als ich am Institut für Sozial- und Arbeitsmedizin in der Forschung zur Früherkennung Chronischer Krankheiten tätig war. Dabei ging es vorwiegend um Krebserkrankungen, vor allem um Brustkrebs. Mit der Methode der Strahlungsthermographie machten wir zahlreiche Untersuchungen an Frauen, die bereits an Krebs erkrankt waren. Diese Untersuchungen fanden zum Teil in Kliniken, zum Teil im Institut selbst statt.

Die Strahlungsthermographie ist eine unkonventionelle Methode. Das brachte entschieden Vorteile gegenüber herkömmlichen Verfahren, weil wir von Beginn auf das Regulationskonzept setzten. Das bedeutet, dass nicht der Tumor das entscheidende Indiz dafür war, dass eine Krebserkrankung sich anbahnte, sondern ein dramatischer Einbruch in wesentlichen Regelfunktionen, zu denen auch die Thermoregulation gehört.

Eine Qualitätsminderung in der Selbstregulation des Organismus tritt offensichtlich früher zutage als ein (bösartiger) Tumor nachweisbar ist. Das war der Ansatz unseres Konzeptes, wie er ähnlich in anderen Bereichen der Regulationsmedizin auch verfolgt wird.

So weit, so gut. Doch wie erklärt man solche Einbrüche in der Selbstregulation, wie wir sie in den Strahlungsbildern unserer Untersuchungen vorfanden? Die konventionelle Medizin hat dazu wenig an brauchbaren Konzepten anzubieten. Vor allem ist nur schwer zu erklären, wie eine Tumorerkrankung das Strahlungsbild der Haut verändern kann, wenn der Tumor mit herkömmlichen Geräten (beispielsweise mit der Röntgen-Mammographie) noch kaum nachweisbar ist. Und doch ist es so – Krebspatienten haben ein verändertes Strahlungsbild schon in den Anfangsstadien ihrer Erkrankung. Wie sollte man das theoretisch erklären? Und vor allem, mit welcher Erklärung konnte man sinnvolle Konzepte für eine Therapie im Vorfeld der Krebserkrankung entwickeln?

Nach jahrelangem Mühen und Suchen fand sich eine Lösung für dieses Problem, die einfach und überzeugend schien: Man braucht von Anfang an einen energetischen Ansatz, um zu einer vernünftigen Theorie zu gelangen. Genauer gesagt, einen **bioenergetischen Ansatz**. Es geht darum, primär aus der *Funktion* des Körpers Erklärungsmodelle zu entwickeln, und nicht aus der *Struktur*. Denn funktionelle Störungen gehen der Strukturveränderung voraus. Das erschien einleuchtend und bewährte sich in der Folgezeit.

Andere Konzepte gab es bereits seit Jahrzehnten, auch wenn sie in der konventionellen Medizin selten beachtet wurden. Dazu gehört die *Störfeld-Theorie* (oder Herdlehre), die ihrem Wesen nach auf energetischen Auffassungen beruht – oder ihnen zumindest nicht widerspricht. So gelangt man schließlich vom Störfeld-Konzept zur Blockadentheorie, wenn man das energetische Bild vom menschlichen Organismus konsequent anwendet.

Wenn man das Blockaden-Konzept erst einmal hat, stellt man schnell fest, wie fruchtbar es auf alle Bereiche körperlicher wie seelisch-geistiger Störungen angewandt werden kann. Es ist einfach und einleuchtend und kann auch einem Laien verständlich gemacht werden. Und in diesem Sinn sind die meisten Kranken (medizinisch gesehen) zwar Laien – möchten aber doch verstehen, was in ihrem Körper 'falsch' geworden ist.

Das energetische Blockadenmodell hat noch eine Reihe weiterer Vorteile gegenüber einer elaborierten medizinischen Theorie. So verständlich der Wunsch eines Patienten ist, mehr über seine Krankheit zu erfahren, so nachteilig kann es für ihn sein, wenn er der (negativen) Suggestivwirkung einer Krankheitslehre ausgesetzt wird, die selten über die 'gesunde Funktion' seines Organismus Gutes zu berichten weiß.

Darüber hinaus braucht jeder Kranke eine Einsicht in die Problematik seines Leidens, das ihn dazu befähigt und ermutigt, selbst etwas zu seiner Genesung beizutragen. Und solche Hilfestellung ist mit einer Blockadentheorie leichter zu gewähren als mit der konventionellen medizinischen Krankheitslehre.

Die Zahl der Chronisch Kranken scheint in den letzten Jahren angestiegen zu sein, und das ist gewiss keine erfreuliche Entwicklung. Die Bedeutung der Früherkennung solcher Krankheiten ist unbestritten, und daher wird die Blockadentheorie in Zukunft an Bedeutung gewinnen, dessen bin ich sicher.

In den vorliegenden Texten ist vieles zusammengestellt, was mich zu einem tieferen Verständnis chronischer Blockierungen geführt hat. Ich hoffe, dass mit diesem Buch künftig nicht nur Fachleute im Bereich der Heilkunde eine wertvolle Hilfe erhalten werden, sondern auch interessierte Laien, seien sie nun selbst von einem chronischen Leiden betroffen oder einfach in Sorge, dass ihnen künftig solches erspart bleibt.

Es geht also nicht nur um Krebserkrankungen oder andere schwerwiegende Leiden. Das Buch kann für jeden nützlich sein, der mit seinem Leben gegenwärtig nicht so zurechtkommt, wie er dies möchte. Ganz sicher ist es aber keine Feierabendlektüre, keine erbauliche Schrift. Es ist als Orientierungshilfe gemeint für Zweifelnde, Krisengeschüttelte, Andersdenkende, Querliegende.

Also für jeden Menschen, dem seine eigene Entwicklung am Herzen liegt und der verstehen möchte, warum man seine Entwicklung nicht planen kann wie eine Geburtstagsfeier. Man könnte wohl, wenn es die Blockaden nicht gäbe. Man könnte auch absehen, was die Zukunft bringt - wenn uns Blockaden nicht daran hindern würden. Blockaden sind so präsent, wie es Vergangenheit und Zukunft im Leben eines jeden Menschen sind, und ebenso geheimnisvoll und verborgen.

Blockaden heben uns aus dem Alltäglichen, aus dem Routinierten, aus dem Programmgemäßen.

Zunächst jedoch ist von Blockaden nicht die Rede - sondern von einer ganzheitlichen Weltsicht, die für ein tieferes Verständnis von Menschsein notwendig ist. Wäre dem nicht so, hätten wir anders angefangen. Man möge also nicht ungeduldig werden, wenn der Text nicht direkt zu den Blockaden vordringt. Immerhin mag einsichtig sein, dass man zuerst wissen muss, worin (also in welchem Medium) Blockierungen geschehen - wir werden es später das 'Nichtblockierte' nennen.

Das führt uns zwanglos auf einen Weg, der die konventionellen Bahnen unseres heute üblichen Medizinverständnisses verlässt. Daher möchten wir allen denen unsere Blockadentheorie empfehlen, die sich im herkömmlichen Sinne nicht gesund fühlen, und die im medizinischen Sinne nicht krank sind. Der Umgang mit seinen Blockaden ist etwas im Dazwischen, und daher ein rechter Vermittler von Wissen jenseits der bereits bekannten Tatsachen. Sachte, aber stetig werden wir uns auf diesem Weg zu einer Erkenntnis vortasten, die uns helfen kann, auch im Alltag, auch in Zeiten der Not einen weiteren Schritt zu tun.

Breitenbach, Elsass, im Juni 2002

Vorwort der Erstausgabe

Die Anfänge der Blockadentheorie gehen zurück auf das Jahr 1986. Damals begann ich aufzuschreiben, was ich in den Jahren zuvor erfahren hatte. Und erfahren hatte ich es irgendwie in den vielen Gesprächen mit Menschen, die an Krebs erkrankt waren. Das hat mich erschüttert über die Jahre hinweg, und so konnte ich nicht bleiben, was ich bis dahin war – ein unerweckter Mensch. So begann also meine eigene Entwicklung, sich aufzubäumen und mich aus dem Gewöhnlichen herauszuführen.

Alles, was hier niedergeschrieben ist, entstammt einer persönlichen Erfahrung: Kondensat aus den Krisen meines Lebens. Aber entpersonifiziert. Nichts ist fantasiert, sondern alles wurde unter Schmerzen geboren. Keine Erkenntnis wurde mir geschenkt. Und doch erscheint mir alles wie '**ein** Geschenk', das ich nun weitergeben will. Von einem Bedürftigen, für andere Bedürftige.

Es ist kein Stoff zum Lesen - eher eine Art Medikament. Eine Nosode, extrahiert und potenziert aus den Keimen und Krankheiten meines Lebens, mit denen ich gekämpft habe. Vieles ist unzulänglich. Vor allem fehlen Beispiele. Geschichten. Es ist mir nicht gegeben, Geschichten zu erzählen. Ich bin Forscher, Theoretiker. Das ist hin und wieder ein Mangel. Trotzdem sind die Texte nicht gefühllos. Wer nichts dabei empfindet, mag bei sich selbst nachsehen. Wer sie nicht braucht, sollte sie nicht lesen. Ich bin sicher, sie bekommen ihm nicht.

So bin ich bei allen Mängeln zuversichtlich. Das Notwendige steht darin, die Nährstoffe sind enthalten und Vitamine zugesetzt. Mögen sie ihre Wirkung tun.

Heidelberg. im August 1986

Blockaden in der Entwicklung

Wohin die Entwicklung geht

Wenn man sich fragt, wohin unser Weg führt, wohin die Entwicklung geht, wohin das Schicksal uns lenkt - bedenken wir eines: Wir sind all das, was wir noch werden wollen! In unserem Innersten, tief in unserer Brust, in unserem Zentrum existiert ein Bild von uns, das uns in Vollendung zeigt. Wir sind alles, was möglich ist, und alles, was wir werden wollen, ist möglich.

Einen Schatten dieses Bildes formt unser Gehirn und legt es in uns ab.

'Nichts ist so 'dauerhaft', wie die Veränderung!', sagt man. Dann ist Krankheit ein Zustand, in dem der Mensch sich gegen die Veränderung wehrt, sie abweist, sie ignoriert, nicht wahrhaben will. Kranksein ist kein 'Kaputtsein' irgendwelcher Organe, sondern die 'nicht angemessene Entwicklung' oder eigentlich: **Entwicklungslücke** (siehe Abbildung 1).

Die Entwicklungslücke

Krankheit kommt nie allein von außen, sondern sie entspringt immer unserem eigenen Ich und seinen Bestrebungen: Sind diese ökologisch, das heißt, in Einklang mit unserem wahren Selbst und unserer Umwelt, dann kann keine Krankheit entstehen - es sei denn, die Erfahrung von Krankheit und Leid ist selbst Teil unserer geplanten irdischen Erfahrung, Teil unseres Schicksals und von diesem in die Wege geleitet.

Wir sprechen also über 'vermeidbare Krankheiten'. Über Störungen unserer Entwicklung in ein Potenzial hinein. Über ein Entwicklungspotenzial, das nicht ausreichend zum Zuge kommt. Hier greift unser Modell und bringt neue Gesichtspunkte, die vor allem für die Prävention wichtig sind.

Wo die Entwicklung blockiert erscheint - aus welchen Gründen, wollen wir hier nicht untersuchen - kann es offenbar zu einem schleichenden chronischen

Prozess kommen, der uns irgendwann dazu zwingt, unser Leben zu verändern. Kommt es nicht dazu, greift das Kranksein ins Leere. Es entsteht ein Leiden, dessen Sinn wir nicht mehr zu begreifen vermögen.

Es mag unübersehbar viele Gründe für das Entstehen von Krankheiten geben, doch hier wollen wir einen Aspekt hervorheben, der uns im Alltag so gut wie unbekannt ist, und der doch bei Einzelnen zu unschätzbaren Erkenntnissen geführt hat. Dieses unser Modell soll Menschen dazu verhelfen, sich aus den üblichen Zwangslagen des Krankseins zu befreien, so gut es geht und so weit es möglich ist. Dazu ist unser Augenmerk, das des Kranken wie seiner Angehörigen und Freunde, auf die Fragen einer angemessenen persönlichen Entwicklung zu richten.

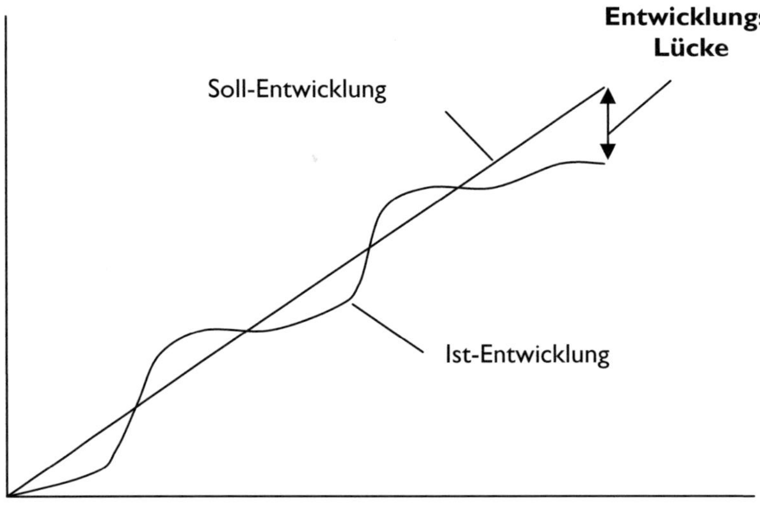

Abb. 1 Die **Entwicklungslücke** entsteht, wenn ein Mensch dauerhaft die ihm vorbestimmte Entwicklung nicht voranbringt – aus welchen Gründen auch immer.

Krankheit kann bestehen, solange die Entwicklungslücke besteht - und diese kann sehr lange bestehen, wie bekannte Beispiele zeigen. Offenbar ist dann nicht das eingetreten, was im Sinn der Krankheit günstig ist, wobei die Fragen nach dem Sinn erst einmal zu stellen sind, ohne ins Depressive abzugleiten ("Das ist doch alles sinnlos!").

Alles findet seinen Sinn, wenn wir danach suchen. Das ist jedoch eine höchst persönliche Angelegenheit. Ob wir dabei Hilfe brauchen oder allein suchen sollten, lässt sich nicht allgemein beantworten. Sicherlich ist zuerst ein Aufmerken notwendig, damit wir aus den üblichen Bahnen ("Geh zum Arzt!") ausbrechen können.

Etwas überspitzt könnte man sagen: Es kann kein therapeutischer Prozess erfolgreich sein, solange diese Entwicklungslücke nicht bekannt und Ziel der Behandlung ist. Oder Therapie ist 'Zufall' im wahrsten Sinne des Wortes, sie fällt dem Therapeuten ohne dessen Zutun zu - aus Gründen, die hier nicht erörtert werden sollen. Dies geschieht häufig auch in konventionellen Behandlungen, ohne dass wir Außenstehenden erkennen könnten, auf welchem Weg sich eine Entwicklung hier neue Bahnen erschlossen hat.

Für viele, allzu viele Kranke aber sind therapeutische Maßnahmen ohne durchschlagenden Erfolg, weil die Entwicklungslücke nicht berücksichtigt wird.

Andererseits können wir nicht ohne Weiteres Einblick in den Entwicklungsplan eines anderen Menschen nehmen, noch nicht einmal in unseren eigenen. Im Gegenteil, wir sollten uns hüten, auf diesem Gebiet unsere normale Aufdringlichkeit wirken zu lassen. Daher stellt sich durchaus die Frage, was ein Therapeut überhaupt tun kann, wozu er da ist und gebraucht wird, und ob nicht jeder Einzelne aus sich heraus - mit 'Gottes Hilfe' - selbst wieder in den Zustand seiner vorbestimmten Entwicklung gelangen kann.

Schicksalhaftes und eigenes Zutun

Nun, diese Fragen sind nicht leicht zu beantworten, weil es verschiedene Aspekte gibt, die bei unterschiedlichen Fällen verschieden zu beantworten sind.

Aber einige allgemeine Aussagen sind doch möglich und sollen hier besprochen werden. Dazu unterscheiden wir drei Fälle:

- Erstens: Ein Mensch wird anscheinend gesund geboren und im Laufe seines Lebens krank. Das heißt, er gelangt in einen Zustand von Unwohlsein und Schmerz, der für ihn und seine Umwelt ganz offensichtlich nicht normal ist.

- Zweitens: Ein Mensch wird mit Mängeln geboren, die im Augenblick der Geburt schon vorhanden sind, auch wenn sie nicht gleich erkannt werden.
- Drittens: Ein Mensch wird im Zustand der Krankheit geboren, die so erheblich ist, dass er ohne Hilfe von anderen nicht lebensfähig ist und von Anfang an ein (medizinisches) Problem darstellt.

Im ersten Fall handelt es sich um die verbreitete Situation, der wir alle gegenüberstehen - früher oder später kommt sie auf uns zu, auch wenn wir bis jetzt gesund waren.

Der zweite Fall tritt auch häufig auf, vor allem, wenn es sich um die so genannten ererbten Schwachpunkte oder genetischen Defekte handelt. Hier ist die Medizin weit fortgeschritten und wird sicher noch weiter fortschreiten, wenngleich sie über die wahre Bedeutung dieser genetischen Defekte herzlich wenig weiß und auch künftig nicht mehr erfahren wird, solange sie die Existenz der Wiedergeburt und der karmischen Verwicklung leugnet.

Der dritte Fall ist gar den meisten vollkommen unverständlich und scheint einzig die Ungerechtigkeit (wenn nicht gar Unfähigkeit) eines fiktiven Gottes zu beweisen und damit den Irrglauben von religiösen Fanatikern zu entlarven.

Um also überhaupt etwas vom Wesen der Krankheit zu verstehen, brauchen wir einige voraussetzende Kenntnisse über

- die Entwicklung des Menschen, seine eigenen Entwicklungsziele, die Autorität, die diese Ziele aufstellt
- sowie die Kontrollen, die seinen Entwicklungsfortschritt mit seinen Zielen vergleichen und bei Bedarf regulierend eingreifen.

Über diese Voraussetzungen soll im Folgenden zuerst gesprochen werden.

Das Systemische Energiemodell

Eine ganzheitliche Betrachtungsweise

Beginnen wir wieder mit der Frage nach der Krankheit! Mit unkonventionellen Fragestellungen, etwa wie denen: "Was ist Krankheit, woher kommt sie, wohin geht sie?"

Nun, über Krankheit sind unzählig viele Bücher geschrieben worden und darin steht viel Richtiges, das nicht näher erklärt werden muss. Aber über die Ursachen einer Krankheit besteht immer noch im Wesentlichen Unklarheit. Woher kommt sie, die Infektionskrankheit, der Rheumatismus, die Multiple Sklerose, der Herzinfarkt, die Krebserkrankung?

Wir wollen uns bewusst von den üblichen Antworten fernhalten. Sie sind bekannt und werden allzu rasch gegeben - ohne uns die Zeit zum Nachdenken zu lassen.

Wir wollen hier also einen Weg wählen, der das Ganzheitliche in den Vordergrund stellt. Dazu wählen wir einen Ansatz, der systemtheoretisch genannt werden kann. Wir sagen also nicht einfach 'ganzheitlich' - oder gar: Körper, Seele und Geist - und meinen, damit sei ausreichend klar gemacht, worum es uns geht. Wir wollen begründen, was wir mit 'ganzheitlich' meinen. Dazu sollen die Bedingungen unseres 'ganzheitlichen Denkens' offen gelegt und reflektiert werden.

Etwas über Systeme

Was ist ein System? Wir benutzen das Wort heute oft und machen uns selten klar, welche Implikationen es hat. Fassen wir die wichtigsten Merkmale von Systemen kurz zusammen:

- Systeme sind immer auch Teile von Systemen.
- Systeme sind untereinander gekoppelt.

Mit diesen beiden Sätzen, die wir als elementar betrachten dürfen, haben wir bereits eine schlüssige Aufstellung der wichtigsten Systemeigenschaften (siehe Abbildung 2).

Ganz gleich, um welche Systeme es sich handelt, sie befolgen diese Gesetze - weil wir es so gemacht haben. Das heißt, es ist eine Frage der Definition oder des Verständnisses von Systemen.

Betrachten wir noch kurz die Folgerungen, die sich aus den beiden 'systemtheoretischen Grundsätzen' ergeben:

1. Systeme sind Teilsystemen übergeordnet. Sie sind ferner Übersystemen untergeordnet. Anders ausgedrückt: Jedes System hat (mindestens) ein System über sich und (mindestens) ein System unter sich.
2. Da diese Aussage für jedes System gilt, gibt es kein Ende einer 'systemischen Abhängigkeitskette'. *Über uns*, falls wir uns selbst als System betrachten, gibt es unendlich viele Systeme - und auch *in uns* gibt es unzählig viele Systeme.

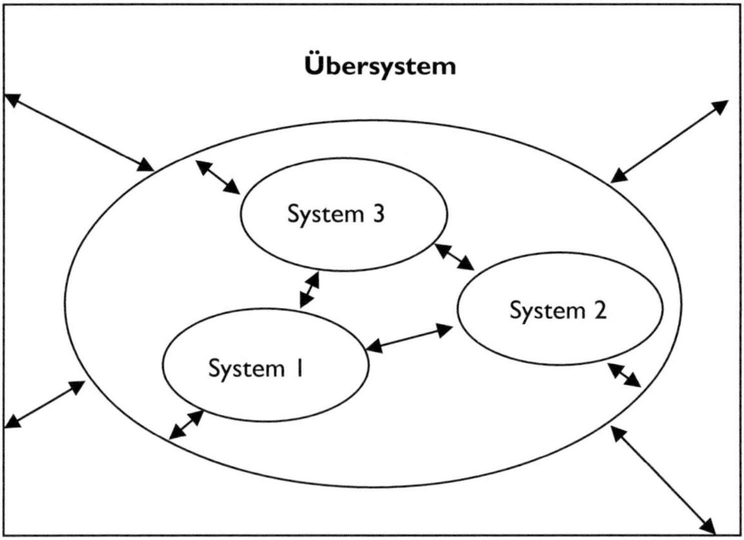

Abb. 2 Jedes System ist Teil eines Systems – und enthält selbst wieder Systeme.

3. Nun kommt die wichtigste Systemeigenschaft, die weitere Implikationen hat: Systeme sind durchweg miteinander gekoppelt. Diese Kopplung ist nicht nur zwischen zwei Systemen, sondern zwischen allen Systemen. Man könnte daher sagen:
4. Systeme befinden sich in einem gegenseitigen Abhängigkeitsverhältnis. Oder populär ausgedrückt: **Alles hängt zusammen**.

Nun wäre es unmöglich, Systeme überhaupt zu bilden und voneinander unterscheiden, wenn nicht in den Kopplungen gravierende Unterschiede wären. Daher ist es wichtig, die Kopplungen zu kennen, um Systeme einander zuordnen zu können. Wir können vereinfacht feststellen:

- **In einem System sind Teilsysteme ähnlicher Kopplung zusammengefasst. Oder anders gesagt:**
  die Teilsysteme bilden aufgrund ihrer ähnlichen Kopplung ein System.

Damit wären wir am Ende unserer kurzen Einführung in das systemische Denken, wenn wir nun wüssten, was ein System ist. Doch das lässt sich so nicht sagen. Systeme gibt es nicht einfach, sondern wir bilden sie in unserer Anschauung von Zusammenhängen. Man kann also nur an Beispielen demonstrieren, wie man es macht - nicht aber, was Systeme eigentlich sind.

Beispiele für Systeme

Nehmen wir das einfachste Beispiel, das wir alle kennen: den Wald. Ein Wald ist nicht nur eine Ansammlung von Bäumen. Ein Wald ist ein System, in dem die Bäume Teilsysteme sind. Doch nicht nur Bäume gehören dazu. Auch der Waldboden, die Lebewesen im Boden, die Pflanzen, die im Wald wachsen - schließlich auch die Pfade und Wege. Sie alle sind Teil des Waldes und infolgedessen, nach unserer Definition, *Teilsysteme*.

Es ist daher unsinnig zu sagen, ein Wald bestünde aus Bäumen. Falsch ist auch der Satz: Ein Wald besteht aus Bäumen. Denn diese Sätze berücksichtigen nicht die vielfältigen und verschlungen Zusammenhänge, die alle Teile des Waldes in ein 'Wirkungsgefüge' zusammenschließen. Bekanntlich drückt man diesen

diesen Sachverhalt in dem Satz aus: "Ein System ist mehr als die Summe seiner Teile." Dieses 'mehr' sind eben die Kopplungen, von denen wir sagten, dass sie für ein System ebenso *elementar* sind wie die Teile eines Systems.

Der Wald als System muss nun selbst wieder Teil eines größeren Systems sein. Doch welches ist das übergeordnete System? Diese Frage stellt sich immer wieder von Neuem - welches System wollen wir als das übergeordnete System betrachten. Wir werden sehen, dass wir hier eine gewisse Freiheit in der Wahl unserer Systembetrachtung haben. Oder anders gesagt: Wir erstellen ein Modell im Sinne der systemischen Betrachtungsweise, dass wir nach der Fragestellung ausbilden, die uns gerade beschäftigt. Beispielsweise wird sich die Frage nach dem Über(geordneten)-System für die Forstwirtschaft anders stellen als für den Fremdenverkehr oder den Landschaftsschutz, für den Meteorologen anders als für den Geologen, für den Besitzer des Waldes anders als für den Touristen usw. Es kommt also darauf an, was wir an dem System an Zusammenhängen erkennen möchten.

Im Zusammenhang mit lebenden Systemen hat sich die Ökologie um das Erkennen solcher Zusammenhänge verdient gemacht - man spricht verkürzt von Öko-Systemen, wenn man die 'lebenswirksamen' oder ökologischen Zusammenhänge meint.

Im Bereich der Medizin ist es hauptsächlich die Physiologie und die Pathophysiologie, die Biochemie und die Pathobiochemie, die sich um das Erkennen von Zusammenhängen bemühen. In der praktischen Anwendung dagegen mangelt es noch an Kenntnissen über solche systemischen Zusammenhänge im Organismus. Oder, etwas milder geurteilt, die Zusammenhänge sind oft so kompliziert und vielfältig, dass sie in der praktischen Arbeit kaum berücksichtigt werden können. Es ist daher für die meisten Ärzte nicht so sehr eine prinzipielle Frage als ein Mangel an Zeit und Gelegenheit, die wissenschaftlich erarbeiteten Wirkungsketten in ihrer Komplexität zu überschauen und praktisch anzuwenden.

Dagegen sind im Bereich der Naturheilverfahren einige Methoden bekannt, die offenbar nur über eine systemische Betrachtungsweise verstanden werden können. Nehmen wir als bekanntes Beispiel die Akupunktur: Im System der Meridiane (auch Funktionskreise genannt, wenn man den funktionellen Aspekt hervorheben möchte) ist die eigentliche Lehre der Akupunktur begründet -

nicht in der Kenntnis der einzelnen Punkte. Akupunkturpunkte sind lediglich Teilsysteme, die erst durch ihre wechselseitigen Kopplungen zu einem sinnvollen Ganzen werden. Das wird bei der populären Darstellung der Akupunktur oft übersehen.

Systemisch betrachtet ist auch die Frage nach der 'physikalischen Repräsentanz' der Meridiane zweitrangig. Meridiane sind Teilsysteme des Meridiansystems als Ganzem. Ob wir die Bahnen unter dem Mikroskop sehen können oder nicht, ist für diese Frage nicht so wichtig. Man könnte es mit dem Postsystem vergleichen, das jeden Haushalt mit Briefen und Paketen versorgen kann, ohne dass dafür spezielle 'materielle' Verbindungslinien geschaffen werden müssten - die Briefträger benutzen einfach dieselben Straßen wie jedermann.

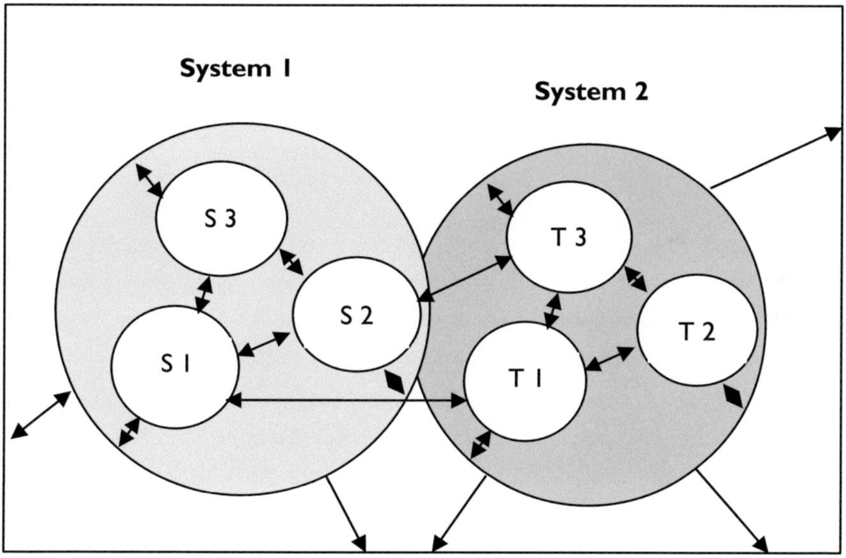

Abb. 3 Einfaches Beispiel für vernetzte Systeme: Hier gehört ein Teilsystem (T1) sowohl dem System 1 als auch dem System 2 an (schematisch).

Nun wäre die Systemische Betrachtungsweise unvollständig, wenn wir nicht noch näher auf die Beziehung zwischen einzelnen Systemen eingehen würden. Betrachten wir daher noch einmal unser einfaches Modell von Abbildung 2 und fügen diesem ein gleichartiges System dazu (Abbildung 3).

In diesem Beispiel können Wechselwirkungen zwischen den Systemen auf allen Ebenen stattfinden. Teilsysteme können dabei mehreren Übersystemen angehören. Beispielsweise kann ein Mann sowohl dem Schwimmverein (System 1) als auch dem Kegelklub (System 2) beitreten. Dadurch ergibt sich über ihn eine (indirekte) Wechselwirkung zwischen Schwimmverein und Kegelklub, die allerdings nicht auf der offiziellen Ebene stattfindet.

Es gibt unzählige Beispiele dieser Art im täglichen Leben, wobei noch mehr Systeme in Betracht gezogen werden müssen, wenn man allen Beziehungen komplexer Beziehungsgefüge gerecht werden will.

Dass solche Überlegungen nicht überflüssig sind, sondern eine praktische Anwendung erfahren, zeigt beispielsweise die Systemische Familientherapie.

Vernetzte Regelsysteme

Praktisch gibt es gar keine isolierten Systeme. Das wären nämlich Systeme, bei denen nicht Kopplungen zu anderen, gleichartigen Systemen - sozusagen auf der gleichen Systemebene - betrachtet werden müssten. Systeme koppeln also untereinander in vielfältiger Weise, man sagt, sie sind vernetzt.

Beispielsweise werden manche Tiere des Waldes nicht immer nur in diesem Wald sein. Sie sind kein fester Bestandteil des Systems Wald, in dem wir sie ausgemacht haben. Sie ziehen weiter und gehören für einige Zeit zu einem anderen Wald in der Nachbarschaft. Über längere Zeiträume betrachtet, sind sie also zwei oder mehreren gleichartigen Systemen - zwei Wäldern - als Teilsystem zuzuordnen.

Solche Beispiele gibt es beliebig viele, ein paar gängige seien hier exemplarisch angeführt und mögen zum Nachdenken anregen:

1. Herr Müller ist Teil des Systems 'Familie', mit der er zusammenlebt, und auch Teil des Systems 'Betrieb', in dem er arbeitet. Beide gehören zum System 'Gemeinde', in der er wohnt und arbeitet.

2. Freitagabend geht Herr Müller in seinen Kegelklub im Nachbarort.

Herr Müller ist also in zweifacher Hinsicht Mitglied und damit Teilsystem. Mitglieder oder einfach 'Glieder' sind definitionsgemäß Teilsysteme. In unserem Beispiel ist ein Übersystem für Familie und Betrieb die Gemeinde. Es könnte aber auch anders sein: Er könnte beispielsweise in einer Gemeinde wohnen und in einer anderen Gemeinde arbeiten.

Aus der Tatsache, dass Herr Müller Mitglied einer Familie und eines Betriebs ist, kann man also nicht schließen, dass beide Systeme, Familie wie Betrieb, Teil des Übersystems 'Gemeinde' sind.

Wie wir gesehen haben, werden wir in allen realistischen Fällen auch die Zeit bzw. den Zeitablauf mit berücksichtigen müssen. Man sagt, dass sich reale Systeme durchweg dynamisch verhalten. Eine besondere Form einer solchen Dynamik von Systemen ist die Regulation. Man spricht in diesem Fall von Regelsystemen. Vernetzte Regelsysteme sind nicht mehr einfach zu überblicken, noch schwieriger ist es, sie exakt zu berechnen. Und doch sind alle biologischen Systeme, die wir in der Medizin kennen, solche hochkomplexen vernetzten Regelsysteme. Man kann sich leicht vorstellen, wie schwierig es ist, über das Verhalten solcher Systeme genaue Angaben zu machen.

Beispiele für vernetzte Regelsysteme sind das Herz-Kreislauf-System, der Hormonhaushalt, das Zentralnervensystem, usw. Alle Organe und Gewebe müssten, streng genommen, als vernetzte Regelsysteme betrachtet werden. Das geschieht im medizinischen Alltag allerdings selten. Es ist einfach zu kompliziert.

Systeme regeln sich

Seit Erfindung der modernen Systemtheorien in der ersten Hälfte des vergangenen Jahrhunderts gibt es auch zur Frage der Krankheit gute Erklärungsansätze, wenngleich sie oft nicht bis ins Letzte verfolgt wurden. Beispielsweise bemüht sich die 'Systemische Familientherapie' um eine umfassendere Sicht der Krankheit eines Familienmitgliedes über den rein körperlichen Aspekt hinaus. Doch auch im Körperlichen ist eine andere Sicht erforderlich, die in den Naturheilverfahren häufig, in der konventionellen Medizin eher selten anzutreffen ist: Krankheit erfasst immer den ganzen Körper, wo immer sie sich manifestieren möge.

Eine bewährte Sichtweise beruht auf unserem heutigen Wissen über Regelsysteme und deren Verhalten. Man nennt sie oft 'biokybernetisch', wenn sie auf Lebewesen - hier also 'lebende Systeme' genannt - gerichtet ist.

Ein Organismus wie der menschliche Körper hat einen inneren Wahrnehmungsapparat, dessen Sensoren zum großen Teil bekannt sind. Er stellt die Voraussetzung für ein umfassendes, vernetztes Regelungssystem dar, das in hundertfacher Weise ineinandergreift. Da gibt es keine Eigenschaft, sei es Blutdruck, Hormonspiegel, Verdauungsenzyme usw., die nicht geregelt und auf einen normalen Wert eingestellt würde. Diese 'normalen' Werte (nicht zu verwechseln mit den Normwerten der konventionellen Medizin) stellen die Merkmale der Homöostase dar - also das Gleichgewicht, die Ausgewogenheit, den ruhenden Pol, um den das Leben schwingt, wenn es notwendige Veränderungen anstrebt.

Veränderungen werden oft von außen, aber auch von innen induziert, in Gang gesetzt. Sie treten als Störungen der Homöostase in Erscheinung, scheinen also negativ zu sein, sind aber in Wirklichkeit die treibenden Kräfte, die für eine stete Entwicklung des Menschen sorgen.

Der rechte Zugang zur Erkenntnis

Es soll hier nicht definiert werden, was wir unter Systemebenen verstehen wollen. Stattdessen betrachten wir ein einfaches 'systemisches Modell', das durch seine Anlage bereits dafür sorgt, dass wir uns so umfassend wie möglich mit unserem Problem befassen werden.

Doch zunächst geht es noch nicht um Probleme, sondern um den Normalfall. Es geht um die Frage, wie wir in einfacher Weise die mannigfachen Erscheinungen beschreiben können, die uns in der Welt, auch in unserer persönlichen Welt, auf Schritt und Tritt begegnen.

Üblicherweise müssten wir uns jetzt für ein Fachgebiet entscheiden, beispielsweise die Physik oder die Biologie, die Physiologie oder die Psychologie, um den konventionellen Zugang zu wissenschaftlichen Erkenntnissen zu erhalten. Doch das wollen wir nicht tun, weil wir die Auswirkungen dieser spezifischen Betrachtungsweise inzwischen zur Genüge kennen. Sie führen uns in

Fachdisziplinen, für deren Kenntnisnahme in der Regel ein Studium notwendig ist. Damit sind wiederum all diejenigen benachteiligt, die nicht über die wissenschaftliche Vorbildung verfügen. Dazu gehören meist auch die von einer Krankheit Betroffenen. Sie geraten in eine eigenartige Schieflage, was ihr Bewusstsein über das - ihr - Kranksein angeht: Sie sind die Kranken, sie haben alle Wahrnehmungen, die mit der Krankheit zusammenhängen mögen, beispielsweise die körperlichen Beschwerden, die vom Kranksein gezeichneten Empfindungen und Gefühle - und vor allem den Schmerz. Doch sie dürfen dies meist nicht in angemessener Weise in den therapeutischen Prozess einbringen. Die Fachleute sitzen ihnen gegenüber und wollen die Krankheit objektiv beurteilen, diagnostizieren.

Das ist der übliche Weg, den unsere gesellschaftlichen Systeme vorzeichnen. Entsprechend sind die Erwartungen (oder sollten wir besser sagen: der Erwartungsdruck?) auf eben jene Fachleute gerichtet, von denen die Heilung 'bewirkt' werden soll.

Ist diese unsere Grundhaltung zum Kranksein vernünftig? Ist nicht der eigene Körper, also der Körper des Kranken, der beste 'Arzt'? Weiß er nicht alles über diese Krankheit ebenso, wie er alles über die Gesundheit wusste, als er noch normal funktionierte? Ist nicht unser Gehirn in der Lage, die unzähligen Regulationsvorgänge exakt durchzuführen, die uns Tag für Tag am Leben halten? Wie könnte ein Mensch, und zumal ein anderer Mensch, alle diese Informationen erhalten, die im Körper selbst zirkulieren?

Wir glauben, dass man diese Fragen wohl erwägen sollte, bevor man sich an die Therapie eines Kranken überhaupt heranwagen kann.

Wir wollen verstehen

Wir wollen sicherlich verstehen, was 'wir haben', wenn wir krank sind. Oder was wir nicht haben. Wir haben nicht umsonst einen Verstand, der sich betätigen will. Es gibt immer mehr Menschen, die sich auch für die Zusammenhänge interessieren, in denen ihr Kranksein zu sehen ist. Es genügt nicht mehr zu wissen, wie die Krankheit heißt, welche Symptome für sie typisch sind und mit welchen Therapeutika man sie 'bekämpfen' kann.

Um diese Zusammenhänge geht es hier. Wir wollen sie so umfassend wie möglich anlegen, damit uns nicht von Anfang an - also vom Ansatz her - etwas Wesentliches verloren geht. Wir dürfen daher getrost davon ausgehen, dass eine 'rein physische' Betrachtungsweise nicht den Anspruch auf Allgemeinheit erheben kann, die wir hier erstreben.

Anstelle des heutzutage nichtssagenden Bekenntnisses, wir wollten 'Körper, Seele und Geist' berücksichtigen - bitte, was ist Seele, was ist Geist? - sagen wir so präzise wie möglich, welche Aspekte des Körpers, welche Aspekte der Seele wir ins Blickfeld rücken - das sind wir unserem Bemühen um Aufklärung schuldig. Beginnen wir zunächst mit dem anschaulichen Teil unseres menschlichen Erscheinungsbildes, der uns als der zuverlässigste erscheinen mag und über den wir offenbar am meisten 'wissen' - dem Körper.

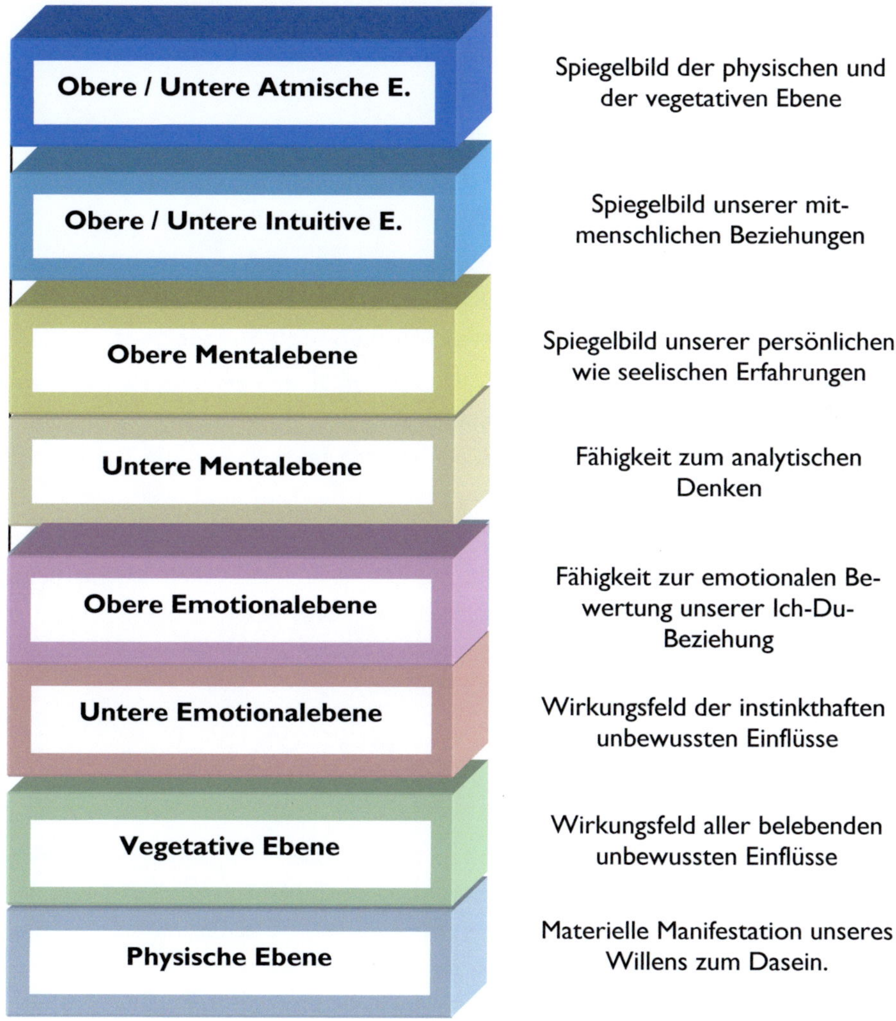

Abb. 4 Schematische Darstellung der spiegelbildlichen Beziehungen zwischen dem manifesten menschlichen Organismus (Persönlichkeit) und den ihn prägenden Energiequalitäten.

Die Natur ist körperlich

Die Betrachtung von Systemebenen

Wir wollen uns zunächst klar machen, dass wir uns mit dem nun folgenden Modell (s. Abbildung 4) abseits der offiziellen Wissenschaft befinden.

Dennoch wollen wir keine Luftschlösser bauen, sondern ein Erklärungsmodell heran ziehen, das nicht im Widerspruch zu den Grundannahmen der Wissenschaft steht, sondern diese umfasst **und über sie hinaus geht**.

Wir suchen gleichsam einen größeren Rahmen, in den die offiziellen Wissenschaften hineinpassen. Etwas vornehmer ausgedrückt heißt das: Wir suchen nach einem Übersystem, das die Wissenschaften unserer Zeit als Teilsysteme enthält.

Um dies zu leisten, müssen wir uns weitgehend an allgemeine Annahmen und Aussagen halten, die nicht fachspezifisch sind. Diese sind überraschend einfach und jedem vernünftigen Menschen, bei etwas gutem Willen, einsichtig. Betrachten wir dazu die schematische Darstellung in Abbildung 4 und besprechen die dargestellten Ebenen im Einzelnen.

Die Physische Ebene

Unsere Entwicklung vollzieht sich nun auf verschiedenen Ebenen, von denen die körperliche allein 'sichtbar' in Erscheinung tritt. Sie umfasst all das, was wir mit unseren fünf Sinnen wahrnehmen. Kurz gesagt, es ist diejenige Ebene, auf der wir unsere spezifisch körperliche Erfahrung machen. Die Ebene, in der wir alle die vielen Körper sehen, die uns umgeben und die wir gemeinhin den einzelnen Reichen zuweisen: dem Mineralreich, dem Pflanzenreich, dem Tierreich - und zuletzt auch dem Menschenreich. An anderer Stelle haben wir gesagt, dies sei unser *Anschauungsraum*. Ganz gleich, ob wir ihn mögen oder nicht - mit ihm müssen wir auskommen, solange wir leben.

Dies ist auch diejenige Ebene, die wir in der Physik als Betätigungsfeld unserer Naturwissenschaft gewählt haben. In dieser Ebene sehen wir all das, was uns was uns *naturwissenschaftlich* als zugänglich und schließlich als beweisbar erscheint.

Die Emotionale Ebene

Auf der emotionalen Ebene findet ebenfalls ein Wachstumsprozess statt, der aber einer anderen Zeitplanung unterliegt. Er erreicht seinen Höchststand im Alter von 4 - 7 Jahren und nimmt danach wieder ab. Daher spricht man - der Analogie zum körperlichen Wachstum wegen - auch von einem '*Emotional-Körper*'.

Der Emotional-Körper stellt die Gesamtheit unserer Körperbezogenen Empfindungen dar - im Gegensatz zu höheren Gefühlen, die eher mit unserer 'seelischen' Entwicklung zu tun haben. Leider gibt es im allgemeinen Sprachgebrauch eine äußerst verwirrende Handhabung der gefühlsbezogenen Begriffe, sodass das Wort "Gefühl" ohne nähere Erklärung gar nicht verwendet werden kann.

Am besten merkt man sich den Begriff 'Emotion' im Sinn seines Ursprungs ('motio' = Bewegung). Wir bezeichnen mit Emotionen also Empfindungen, die in unserem Körper 'Bewegungen' hervorrufen - vielschichtige Bewegungen, auch solche, die sich im Blutkreislauf, in der Verdauung, in der Ausscheidung usw. ausdrücken. Natürlich sind auch Muskelkontraktionen gemeint, die nach außen als Bewegung sichtbar werden.

Gefühle im Sinne von Emotionen werden in der Kindheit am stärksten erlebt und sind oft mehr die Ursache unglücklicher Zustände, als dass sie Freude und Befriedigung auslösen. Dies müsste nicht so sein, hat sich aber als Folge von so manchen fehlgeleiteten Erziehungssystemen so entwickelt. Darüber haben wir an anderer Stelle, und vor allem im Zusammenhang mit Schmerzerfahrung, Näheres erläutert. Inzwischen gehört es jedoch zur gängigen Betrachtungsweise, dass viele der Ursachen späterer Störungen und Erkrankungen, vor allem auch im psychosozialen Zusammenhang, bereits im frühkindlichen Stadium durch traumatische Erfahrungen entstehen und später, selbst im fortgeschrittenen Alter, immer wieder neu belebt werden.

Die Mentalebene

Auf der intellektuellen Ebene (oder 'Mentale Ebene') findet analog zu den beiden Erstgenannten ebenfalls ein Wachstumsprozess statt, der weit mehr als der emotionale im Mittelpunkt unserer Erziehungs- und Bildungssysteme steht. Er beginnt praktisch mit dem Erlernen der Sprache und kann bis ins hohe Alter fortgesetzt werden - wenn wir dies wollen. Auf dieser Ebene gibt es keinen starren Wachstumsplan, obwohl unsere Umwelt das 'Lernen' intellektueller Fakten und Zusammenhänge auf die 'Schulzeit' konzentriert hat. Auf diesem Gebiet hat es aber in den letzten Jahren große Änderungen gegeben und wird es noch weiter geben. Die Erweiterung unseres Wissens ist nicht nur der Schule zugewiesen, sondern findet zunehmend über andere Medien statt. Daher wächst der Mentalkörper bei vielen Menschen auch nach der eigentlichen Schulungsphase aufgrund von Weiterbildungs-Programmen - oder durch schlichtes Zeitungslesen und Fernsehen.

Die Intuitive Ebene

Das Wachsen unseres Mentalkörpers ist nun wiederum die Voraussetzung für Wachstumsprozesse auf der nächst höheren Ebene, die wir die Intuitive Ebene nennen wollen. Diese Ebene ist leider noch nicht Ziel einer systematischen Schulung, zumindest nicht in den 'zivilisierten' Ländern. Sie hat mit unserem sozialen Bewusstsein zu tun (auch 'Gruppenbewusstsein' oder 'Ökologisches Bewusstsein' genannt). In ihrer höchsten Vollendung schafft sie einen intuitiven Körper, der zu selbstloser Liebe und Opferbereitschaft fähig ist - also ganz offensichtlich ein Entwicklungsziel unserer religiösen Systeme darstellt. Religion in jeder Form beschäftigt sich mit diesem 'Intuitiven Körper') - ob bewusst oder unbewusst.

Das Wachstum auf der Intuitiven Ebene hat bei vielen Menschen eben erst begonnen, und ist mit entsprechenden Wachstumsschmerzen verbunden, von denen die 'Depressionen' wohl die Bekanntesten sind. Wachstum im Intuitiven Körper erreicht bei den meisten Menschen noch keinen Höhepunkt, sondern findet zu unterschiedlichen Zeiten statt - sogar in der Kindheit. Wegen der engen Beziehung zwischen der Emotionalen und der Intuitiven Ebene ist

Wachstum im Emotional-Körper oft mit Wachstum im Intuitiven Körper verbunden - während eine intensive intellektuelle Tätigkeit unser intuitives Wachsen geradezu behindern kann.

Die Atmische Ebene

Die Atmische Ebene beinhaltet unsere Willensfunktionen. Also auch das, was wir Menschen 'unseren Willen' nennen. Sie ist Träger der *willkürlichen* Funktionen des Menschen - das, was die Muskeln sich bewegen macht, was uns den Blick und die Aufmerksamkeit auf etwas richten lässt, und so fort. Und sie steht in enger Beziehung zu den un-*willkürlichen* Funktionen unseres Organismus. So ist erklärlich, dass wir einen inhärenten Lebenswillen haben, der unseren Körper auch dann noch funktionieren lässt, wenn wir bewusstlos sind oder schlafen.

Alles, was mit dem Willen zusammenhängt, ist uns im Grunde noch völlig unklar. Es ist so sehr Teil unserer individuellen Eigenart, dass wir zwar alle wissen, was es heißt: "Ich will!" und doch nicht erklären können, wie genau es geschieht, dass wir einen Willen haben - oder zeitweise schwach und 'willenlos' werden. Diese Ebene nun fasst all das zusammen, was mit unserem Willen und unserem Wollen zutun hat und das wir nicht erklären können.

Wachsen auf allen Ebenen

Wachsen und Werden auf *allen* Ebenen ist also unser Entwicklungsziel, solange wir auf der Erde sind - und wahrscheinlich darüber hinaus.

Durch die ungleichmäßige Betonung der einzelnen Ebenen, auf denen Wachstum geschieht, geraten unsere 'unterschiedlichen' Körper (hier im Sinne von 'Wachstums-Sphären gemeint) hin und wieder aus dem Takt.

Die übermäßige Aktivität in einem der höheren (manche sagen: feinstofflichen) 'Körper' verursacht eine Disharmonie im Gesamtgefüge unserer inneren Strukturen, zu der die Impulse von höheren Ebenen noch beitragen können.

Obwohl diese Disharmonie nicht notwendigerweise beabsichtigt ist, lässt sie sich in vielen Fällen einfach nicht vermeiden. Sie verursacht in uns Unbehagen,

Unwohlsein, stört die funktionellen Abläufe – zuerst wohl im 'feinstofflichen' Energiebereich. Diese Störungen pflanzen sich schließlich im physischen Körper fort und treten als 'medizinische' Krankheiten in Erscheinung.

Das soziale Wirkungsgefüge

Aber auch im sozialen Verhalten können Störungen auftreten, die ganz entsprechend als Krankheit bezeichnet werden können. Krankheit ist aus dieser Sicht also eine notwendige Begleiterscheinung jedes Entwicklungs- und Wachstumsprozesses innerhalb eines komplexen Systems.

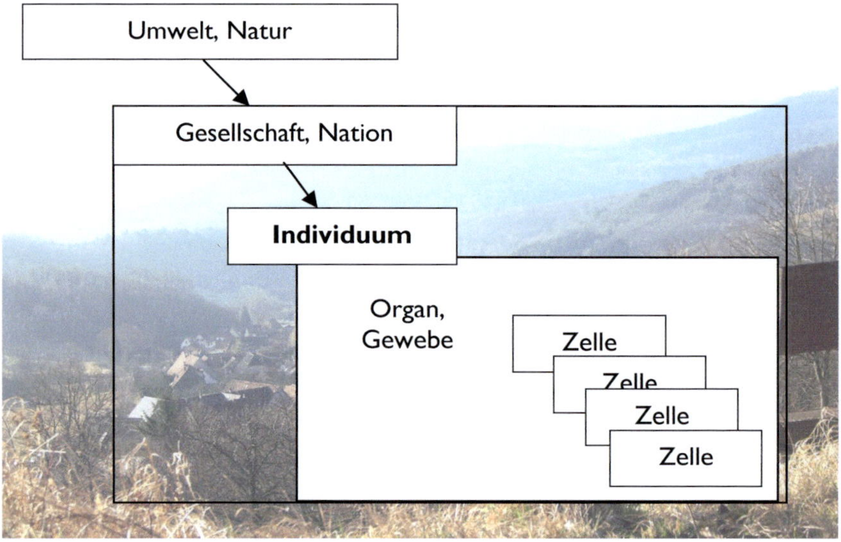

Abb. 5 Hierarchisch-systemische Zusammenhänge auf der manifesten Ebene. Organisationsstrukturen im menschlichen Körper und in dessen 'Übersystem' Erde

Nun ist damit sicher noch nicht alles erklärt, zumindest ein wichtiger Aspekt fehlt uns noch. Wir wissen, dass wir nicht nur selbst ein System darstellen, sondern auch selbst Teil eines größeren Systems sind, das selbst wieder Teil eines Systems ist und so fort ... (Abbildung 5).

Als übergeordnetes System können wir Familie, Volk, Menschheit usw. auffassen. Ja, die ganze Erde ist ein System, dem wir als Teil angehören.

Diese Erde, ein für unseren Verstand bereits unüberschaubar großes und komplexes Wesen, ist auf seine Art ganz ähnlichen Wachstumsprozessen unterworfen, die allerdings auf entsprechend *höheren* Ebenen - gleichsam kosmischen - ablaufen. Daher ist es nützlich, dass wir uns noch einmal klar machen, dass unser Systemisches Energiemodell nicht auf den Einzelnen beschränkt ist, sondern auf die ganze Erscheinungswelt anzuwenden ist. Oder anders ausgedrückt: Unser 'individuelles Energieschema' ist lediglich ein winziger Ausschnitt des großen Energieschemas der Erde und des ganzen Kosmos. Obgleich wir uns hüten wollen, auf jene anderen Welten unsere (menschlichen) Deutungen anzuwenden.

Nichtsdestoweniger lassen sich alle Aussagen, die wir über den Menschen gemacht haben, auch auf dieses große Wesen übertragen, das wir 'unseren Planeten' nennen. Nach unserem systemischen Modell entwickelt sich auch die Erde in Wachstumsschüben, die nicht immer gleichmäßig und harmonisch in Erscheinung treten: Auch bei ihr können wir 'Krankheiten' diagnostizieren, die sich dann auf alle untergeordneten Teile der Natur und der Menschheit auswirken.

(In diesem Zusammenhang sei darauf hingewiesen, dass sich der Mensch heutzutage nur zum Teil der Natur als zugehörig ansieht und sich öfter zu ihr in Widerspruch stellt, als dass er sich harmonisch in sie einbettet.)

Eine systemische Entwicklung

Krankheit ist also kein Übel, sondern Begleiterscheinung einer systemischen Entwicklung. Wir täten gut daran, diesen positiven Aspekt nicht aus dem Auge zu verlieren, auch dann nicht, wenn wir von Leid und Schmerz überwältigt werden.

Nun zurück zu den anderen Punkten, die wir in diesem Zusammenhang noch besprechen müssen: die Entwicklungsziele, nach denen die Wachstumsprozesse ausgerichtet sind. Wer stellt sie auf? Und wer kontrolliert das innere Wachstum?

Nun, wir wissen wenig über die höheren Anteile unserer Psyche, die uns gleichsam aus dem Blickfeld und in überirdische Bereiche gerückt erscheinen. Es gibt viele Spekulationen darüber, welche 'höheren' Wesen über uns und unser Schicksal bestimmen, und sicher gibt es immer auch die Möglichkeit, dass alle diese Geschichten erfunden sind. Machen wir die einfachste Näherung, die unser Glaubensbekenntnis nicht überfordert - aber ohne 'Glauben' geht es - hier wie überall - nun einmal nicht.

Gibt es eine 'höhere Genetik'?

Nehmen wir also an, dass unsere Entwicklungsziele in uns angelegt sind und gleichsam eine höhere 'Genetik' darstellen, die irgendwo codiert, also aufgezeichnet ist. Ob wir dieses Irgendwo oder Etwas 'Seele' nennen oder 'Höheres Selbst' oder noch anders, ist für das Verständnis der weiteren Erklärungen unwichtig. Wichtig allein ist, dass diese unsere Entwicklung nach einem vorgegebenen ... wie soll man es nennen? 'Plan' ist zu konkret, zu festgelegt. Nennen wir es einmal 'Muster' und fassen diesen Begriff so vage wie möglich. Dass es also nach einem Muster abläuft, ganz analog zu unserer körperlichen Entwicklung. Und wenn wir schon akzeptiert haben, dass es einen 'höheren Körper' gibt, dürfte uns diese Annahme auch nicht schwer fallen.

Schwieriger wird es erst, wenn wir die Frage erörtern müssen, ob unsere Entwicklung mit dem Tod abgeschlossen ist oder nur aufhört oder was sonst?! Damit verbunden ist dann die Frage, ob unsere 'höheren Körper', die ja am Ende unseres Lebens noch nicht optimal entwickelt waren - der Intuitive Körper beispielsweise hat seine Entwicklung eben erst begonnen -, diese Entwicklung nach dem Tod oder in einem weiteren Erdenleben fortsetzen.

Vorläufig genügt es, wenn wir akzeptieren, dass jeder unserer höheren Körper seine eigene 'Genetik' besitzt, die alle diesbezüglichen 'Erbanlagen' zusammenfasst - wobei hier natürlich das Problem auftaucht, ob diese Anlagen auch von unseren Eltern stammen oder woher sonst? (Nun, diese Frage müssen wir vorerst offen lassen.)

Es gibt also offenbar, so behaupten wir, eine Art 'Bauplan', nach dem Wachstum abläuft - diese Aussage stellt nur eine Erweiterung einer gut fundierten wissenschaftlichen Erkenntnis dar. Wenn diese Baupläne intakt sind, müsste Wachstum doch geordnet und ohne Störungen erfolgen und Krankheit wäre ausgeschlossen. Wir haben aber gesehen, dass die Entwicklung auf der einen Ebene die Entwicklung auf einer anderen Ebene durchaus beeinflussen und auch behindern kann. Offensichtlich sind also die Baupläne nicht so absolut bestimmend für das, was sich da entwickeln soll.

Aber Entsprechendes gilt ja auch für die Physische Ebene, wo die Erbanlagen die möglichen Grenzen abstecken, innerhalb derer sich die körperliche Entwicklung abspielt. Ganz analog vollzieht sich die Entwicklung der höheren Körper in Grenzen, die abgesteckt sind, aber daneben noch recht viel 'Spielraum' für alle möglichen Varianten enthalten. Wir können hier schon vermuten, dass dieser Spielraum notwendig ist, um einen Ausgleich zwischen den verschiedenen Ebenen zu ermöglichen.

Würde sich nämlich jede Ebene völlig starr entwickeln, könnte es keine Wechselwirkung zwischen den Ebenen geben - beispielsweise würde sich die Entwicklung einer nicht-physischen Ebene in keiner Weise materiell zeigen oder in Erscheinung treten, wäre also für unsere Welt unbedeutend.

So gesehen ermöglicht uns das Systemische Modell, Entwicklungsphasen auch danach zu beurteilen, welche Ebene - und das heißt, welche Qualität - gegenwärtig im Brennpunkt eigentümlicher Entfaltungen stehen.

Blockierte Entwicklung

Wir haben eingangs darüber gesprochen, dass eine Entwicklung nicht in der 'vorgesehenen Bahn' verlaufen kann. Wobei offenbleiben muss, was wir unter 'vorgesehen' verstehen wollen. Das für sich selbst herauszufinden, ist und bleibt Aufgabe für jeden Einzelnen. Und wenn er mit dieser Aufgabe allein nicht zurande kommt, wird er Hilfe brauchen, und Therapeuten sollten in der Lage sein, dieses Problem bei einem Patienten / Klienten zu erkennen und die benötigte Hilfestellung zu gewähren. Das würde man sich wünschen.

Wir haben auch darüber gesprochen, dass bei Chronisch Kranken solche Fehlentwicklungen (im wahrsten Sinne des Wortes 'fehl-end') eine Rolle spielen können. Es gibt so viele Gründe für dieses 'fehlend', dass es müßig ist, sich allgemein damit zu befassen. Wir können nicht wissen, was fehlt, wenn wir nicht wissen, was sein sollte. So könnten wir wohl allgemein von 'Selbstverwirklichung' sprechen und damit ein Entwicklungsziel des Menschen benennen, doch was dies im Einzelfall bedeutet, ist wieder nur von jedem selbst herauszufinden.

Statt von 'fehlender Entwicklung' zu sprechen - die Formulierung liegt zu nahe bei Entwicklungsfehlern und impliziert damit, unbeabsichtigt, 'Falsches' - sprechen wir lieber von 'blockierter Entwicklung' und sind damit im Einklang mit unserem Blockaden-Konzept. Was also könnte Entwicklung blockieren?

Ganz allgemein lassen sich dazu Beispiele nennen, die nahezu bei jedem Menschen eine Rolle spielen.

- Das Erste sind unsere **Gewohnheiten**. Oder die Summe aller unserer Gewohnheiten, die unser alltägliches Leben ausmachen. Wer kennt nicht die vielen Fallstricke, die uns das tägliche Leben stellt, wenn es darum geht, aus seinen gewohnten Handlungen, die nicht selten die Qualität kleiner Rituale haben, auszubrechen? Mal links herum zu fahren, wo man immer rechts abgebogen ist - und völlig neue Landschaften zu entdecken, die uns bisher entgangen sind. Andererseits brauchen wir unsere Gewohnheiten wir die Luft zum Atmen, die einen mehr, die anderen weniger - doch wir alle leben davon, dass wir uns 'etwas angewöhnen können'. Gewohnheiten sind notwendiger Teil unserer Stabilität - geistig, seelisch und körperlich. Und dass Stabilität für jeden eine lebensnotwendige Bedingung darstellt, ist klar. Es geht also darum, zur rechten Zeit seine Gewohnheiten zu ändern. Das tun wir, wenn wir krank werden. Und darum (auch) möchten wir nicht krank sein.
- Das Zweite sind unsere **Gedankenmuster**. Sie formten sich aus Inhalten, die wir längst vergessen haben. Es ist die Art, wie wir heute denken - und diese hat sich über Jahre des Lernens und Erlebens gebildet. Gedankenmuster präformieren Gedanken, die sich bilden. So ergibt sich eine gewisse Kontinuität im Denken, die auch dann bestehen bleibt, wenn wir neue Fakten lernen. Doch hin und wieder haben wir Erkenntnisse der be-

sonderen Art - manche nennen sie fundamental - die uns wirklich tief berühren. Da ändern sich vielleicht Gedankenmuster, oder es bilden sich neue. Mögen es geistige Höhenflüge sein, oder schockähnliche Erlebnisse - wir müssen hin und wieder unser Denken von Grund auf ändern. Das sagt sich leichter, als es getan ist. Es ist so, als wolle man die Fundamente eines Hauses erneuern und austauschen, ohne das Haus zum Einsturz zu bringen. Oder als wolle man die Reifen am Auto wechseln, während man auf der Autobahn dahinrast. So unmöglich das sein mag, in unserem Leben geschehen solche wundersamen Dinge, wenn es um unsere Entwicklung geht.

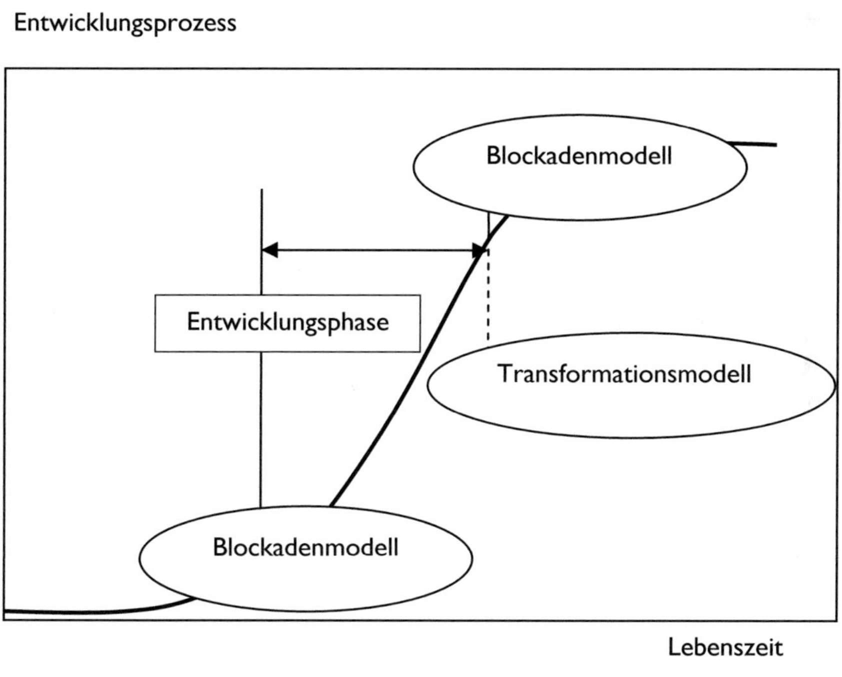

Abb. 6 Zur Bedeutung des Blockadenmodells im Kontext einer Krisen-Intervention. *Während einer Entwicklungsphase* sind die Bedingungen für eine 'Störungstheorie' nicht mehr erfüllt. Hier bedarf es eines Transformationsmodells.

Nun, wenn Entwicklung sein soll, bahnt sie sich ihren Weg. Und sie findet Wege, die wir uns nicht vorstellen können. Nehmen wir uns daher in Acht, festlegen zu wollen, was Entwicklung ist und was nicht. Und wenn gar nichts mehr geht, kann auch der Tod - die alles entscheidende Entwicklung sein.

Aus diesen und anderen Gründen ist das Blockadenkonzept nicht ausreichend, um Entwicklungen zu beschreiben oder gar Anleitungen für 'Entwicklungshilfe' für Therapeuten zu geben. Wir selbst können auf eine Reihe von Entwicklungskrisen zurückblicken und haben unsere Erfahrung mit Entwicklungskrisen in einen anderen Kontext als den der Blockadentheorie gestellt.

'Wesentliche' Entwicklungskrisen, wir sagten es schon, begleiten Übergänge - Übergänge, in denen sich unser Bewusstsein ändert, in denen sich unsere Persönlichkeit ändert, ja, in denen sich vielleicht unser Schicksal ändert. Unsere Gedanken dazu sind in einer methodischen Arbeit formuliert, die ebenfalls auf das Ende der Achtziger Jahre zurückgeht, also etwa so alt wie die Blockadentheorie ist. Wir nannten sie damals **Transformative Psychodynamik**. Darin sind Gedankengänge zusammengefasst, die Transformationsprozesse beschreiben und analysieren. Inzwischen haben wir den Begriff der Transformativen Psychodynamik (und damit die Schaffung einer eigenständigen Transformationstheorie) aufgegeben. Dennoch sind viele jener Gedankengänge von damals auch heute noch gültig,

Wenn wir unsere Entwicklung unter dem Gesichtspunkt betrachten, wann wir besser im Blockadenmodell, und wann wir sinnvollerweise im Transformationsmodell argumentieren, dann ist das Schema in Abbildung 6 eine Hilfe:

1. Vor und nach (oder im Anschluss an) eine Entwicklungskrise oder einen Übergang ('transition') kann das Blockadenmodell wertvolle Dienste leisten.
2. Die Entwicklungskrise selbst steht unter ihren eigenen Regeln und Bedingungen. Dafür braucht es eine andere Betrachtungsweise. Beispielsweise eine solche, wie sie in der Transformativen Psychodynamik zum Ausdruck kommt.

Wir merken uns also:

Das Blockadenmodell setzt voraus, dass sich der Mensch noch weitgehend in einer 'normalen Verfassung' befindet und Blockaden wie *Störungen* behandelt werden können.

Diese Bedingung ist sicher nicht erfüllt, wenn sich der Mensch unmittelbar in einem Phasenübergang, in einer Entwicklungskrise, befindet. Also können wir in einer solchen nicht mit dem Blockadenmodell operieren - falls wir es dennoch tun, begegnen wir den vorhandenen Problemen mit ungenügenden Werkzeugen. Und das kann ernste Folgen haben.

Hier mag man Anklänge an die moderne Physik und ihre Behandlung von Phasenübergängen entdecken - wir weisen selbst immer wieder darauf hin.

Doch bei allem Wissen und Wohlwollen werden wir immer wieder mit demselben Problem konfrontiert: Woher wissen wir, in welcher Phase sich ein Mensch gerade befindet?

Nun, es gibt ein inneres Wissen in jedem Menschen. Das möge man zurate ziehen.

Die Eigenarten von Blockaden auf den verschiedenen Energieebenen

Wir bleiben im Folgenden im Kontext des Blockadenmodells und beschreiben in Beispielen, wie sich Blockaden auf den einzelnen System-Ebenen auswirken können. Oder anders betrachtet: Welche Probleme allgemeiner Art, die wir kennen, lassen sich welchen Blockaden zuordnen? Es geht also darum, anhand von Beispielen zu zeigen, wie man das Blockadenmodell handhaben kann - und welche enorme 'Reichweite' es, bei allen Einschränkungen, besitzt.

Physische Ebene - Narben und inkorporierte Stoffe

Beginnen wir mit der **Physischen Ebene** und fragen, welche Störungen hier häufig zu beobachten sind. Nun, hier gibt es so viele Beispiele, dass ich der Kürze wegen nur zwei herausgreifen will: *Narben* und *inkorporierte Stoffe*. Beides sind auch Themen der klassischen Herdlehre.

Dass eine **Narbe** eine Störung darstellt und im Sinne der Störfeldtheorie eine Fernwirkung hat, ist jedem in Kreisen der Naturheilkundler plausibel und wird nicht in Frage gestellt. Inwiefern stellt sie aber auch eine Blockade dar?

Das ist nicht weiter schwer einzusehen. Der Narbe ging die Verletzung voraus – die Verletzung ist die Ursache einer Vernarbung. Zumindest erscheint es so in unserem kausalen Denken. Nicht ganz so ist es in der Blockadenlehre. Hier gehören Verletzung und Narbe ebenso zusammen wie die Sinnfälligkeit im Kontext des Lebens eines Betroffenen.

So gesehen, müsste eine Narbe, für sich genommen, keine Blockade darstellen, doch die Verletzung ist es allemal. Denn warum sollte sich jemand verletzen oder verletzen lassen? Das kann nur geschehen, wenn es in einem größeren Zusammenhang Sinn macht.

Eine Verletzung beeinträchtigt unsere Integrität. Unsere *persönliche* Integrität zumindest, meist aber noch darüber hinaus, denken wir an Freunde oder Angehörige des Verletzten. Eine Störung unserer Integrität bedeutet immer auch die Chance zu wachsen.

Es ist, als würde eine Schale platzen und den Keim freigeben. Nicht eine Knospe an einem Zweig kann sich bilden, ohne dass zuvor die Rinde 'verletzt' wird. Auch die Geburt eines Kindes fordert die Verletzung der Mutter heraus.

Auch wenn wir in vielen Fällen die Zusammenhänge nicht erkennen mögen, so geschieht eine Verletzung doch nie zufällig, sondern hat immer eine tiefere Bedeutung, die über den Rahmen unserer wahrnehmbaren Realität hinausreichen mag. So wenig, wie ich Traumdeuterei mag, so wenig will ich mich mit Deutungsversuchen von Verletzungen befassen.

Und doch ist es gerade dies, was der Betroffene tun sollte, wenn er sich der damit verbundenen Blockierung erinnert. In seinem ureigenen Kontext mögen ihm dabei Zusammenhänge aufgehen, die ein anderer niemals herstellen kann. Solche Bedeutungszusammenhänge sprengen allemal den rationalen Bezugsrahmen, in dem wir Erklärungen finden können. Doch assoziativ kann der Betroffene etwas finden – und das auch im Nachhinein – wenn er sich mit seinen Narben beschäftigt.

Damit will ich nun nicht sagen, dass alles sinnvoll ist, was wir an Erklärungen zusammenreimen. Ganz im Gegenteil. Und doch ist für den, den es angeht, jede Erklärung, und sei es noch so falsch, ein Schritt zur Erkenntnis, denn wir lernen auch aus Fehlern.

Ein anderer Aspekt der Narbe ist der darin **verborgene Schmerz**. Schmerz ist Schmerz, pflege ich zu sagen, er lässt sich nicht nur auf körperlichen Schmerz eingrenzen. Wer will schon sagen, was körperlicher Schmerz ist und wie er sich vom seelischen Schmerz unterscheidet?

Ein Kind, das sich im Fallen ein Knie aufstößt, kann herzerweichend weinen oder, zumeist im Spiel, einfach darüber hinweggehen. Und doch ruft eine Verletzung unserer körperlichen Integrität Schmerz hervor und setzt unsere Schmerzwahrnehmung in Gang. Das sollten sich auch Mediziner merken, die glauben, mit der Betäubung der Schmerzwahrnehmung sei der Schmerz aus der Welt geschafft. Aus einer Welt wohl – doch in einer anderen Welt sammelt er sich und kumuliert und mag eines Tages über alle Grenzen anwachsen, über die Grenzen der Erträglichkeit, meine ich damit.

So ist also hier der Schmerzaspekt ein wichtiger Punkt, und so gesehen ist die **Neuraltherapie** mit lokalen Betäubungsmitteln ein wichtiger Fingerzeig darauf, *ob eine Narbe aus dem Schmerzpool* [1] *genährt wird*, oder ob sie, innerlich wie äußerlich, beruhigt ist. Doch selbst wenn sie beruhigt ist, heißt dies nicht, dass sie zu späterer Zeit wieder virulent werden kann und heftige Reaktionen provozieren kann, die auch die oben beschriebene Fernwirkung auszulösen vermögen.

Doch auch hier wissen wir nie, welches Henne, welches Ei ist. Und so kann die Narbengeschichte assoziativ aufgeladen werden, und zwar im Zusammenhang einer Geschichte, die – scheinbar – nur zufällige Ähnlichkeiten benutzt, um die alte Verletzung zu triggern und sie mit neuem Leben zu erfüllen. So kann zum Beispiel ein schlimmer Krankenhausaufenthalt in späterer Zeit solche Erinnerungen und Ereignisse wecken, die, für sich genommen, gar nicht so schlimm waren.

Oder es können Gefühle von Hilflosigkeit und Ohnmacht geweckt werden, die nichts mit Krankenhaus und Anästhesie zu tun haben, und die doch auf ihre Weise in die gleiche Richtung zielen können.

Diese Zusammenhänge sind sehr kompliziert und lassen sich nur vage allgemeinen Regeln unterwerfen, und so neige ich mehr und mehr dazu, diese Dinge einer individuellen ‚Therapie' zu überlassen.

Inkorporierte Stoffe

Was haben **Fremdkörper** in unserem Körper zu tun? Nun, wie die Narbe auch setzen sie eine Verletzung voraus, eine Verletzung unserer körperlichen Integrität. Das beginnt bei einer Zahnfüllung und endet (vielleicht) bei einer Organtransplantation.

Körperliche Integrität und Immunlage bedingen einander. In den meisten Fällen kann ein Fremdstoff nur zwangsweise in unseren Körper implantiert werden. Ähnliches geschieht auch bei der **radioaktiven Bestrahlung,** wenn-

---

1 Der Begriff 'pool' wurde von Arthur Janov in die Psychotherapie eingeführt. Er verwendet ihn im Zusammenhang mit dem fundamentalen Begriff des 'primal pool' – eine Ansammlung von Urschmerz, die sich im Körper manifestieren kann.

gleich auf einer mikroskopischen Ebene. Und doch ist ein Unterschied zwischen einem plombierten Zahn und einer radioaktiven Bestrahlung. Der Unterschied ist die **Freiwilligkeit**, mit der wir etwas auf uns nehmen. Und das ist ein gewaltiger Unterschied, der die Frage von Gewalt und Gewalttätigkeit an uns oder an anderen, begangen von uns oder an uns, aufwirft.

Es ist auch ein Unterschied, ob sich der Fremdstoff in unserem Körper *gutwillig oder böswillig* benimmt. Doch auch hier können Änderungen der *Lebensumstände* und Veränderungen in unserer *inneren Einstellung* den Zustand radikal verändern und aus gutwillig böswillig machen, oder umgekehrt. Damit will ich es nun nicht bewenden lassen, denn die Lehre, die uns eine Verletzung vermitteln kann, ist groß und noch lange nicht umfassend erforscht.

Auf eines möchte ich noch hinweisen. In unserem Organismus befinden sich viele kleinere Lebewesen, die ihre eigenen Lernprogramme haben. Und so will ich nicht ausschließen, dass Zellen auf ihre Art und etwas anderes lernen als wir Menschen, obwohl sie doch ihr Dasein weitgehend in unseren Dienst gestellt haben. Und so mag es auch sein, dass bei einer radioaktiven Bestrahlung etwas auf einer mikroskopischen Ebene geschieht und Sinnzusammenhänge erfüllt, die wir noch nicht einmal ahnen können.

Und doch sind wir am Ende die Leidtragenden und wir müssen das Leid und das Leiden auf uns nehmen, und daher gibt es auch für uns einen Sinnzusammenhang, dem wir nachspüren können.

Vegetative Ebene - funktionelle Störungen

Diese Blockaden haben nun die Eigenart, dass sie für unser Auge nicht sichtbar sind. Wegen der engen Verwandtschaft von Physischer und Vegetativer Ebene (die man früher auch die ‚Ätherische', oder neuerdings die ‚Bioenergetische' genannt hat) ist jede Störung auf der Physischen Ebene von einer Störung des Vegetativen Feldes begleitet. Umgekehrt mag dies nicht der Fall sein und doch wird sich eine persistierende Störung im Vegetativen Feld schließlich auch physisch bemerkbar machen. Das ist jedoch eine andere Geschichte.

Funktionale Störungen und Vegetative Blockaden

Wir haben Grund anzunehmen, dass jede Funktionelle Störung im Sinne unseres physiologischen Verständnisses einer Störung des Vegetativen Feldes gleichzusetzen ist. Damit brauche ich mich zu diesem Punkt nicht weiter auszulassen, da wir zu dem Thema Funktionelle Störungen ein gut fundiertes Wissen besitzen.

Ich möchte diesen Punkt jedoch um ein weiteres Thema ergänzen, das mir am Herzen liegt. Es handelt sich um die vegetativen Störungen von globalem Ausmaß, die wir unter dem Begriff 'Ökologische Krise' zusammenfassen können. Darunter will ich alles verstehen, was sich im Zuge der Industrialisierung zwischen Mensch und Natur abspielt. Im Einzelnen mag man es vielleicht nicht als Krisenerscheinung betrachten, doch im Gesamtzusammenhang gehört es allemal dazu.

Die Umweltverschmutzung und ihre vegetativen Auswirkungen

So ist beispielsweise die Belastung unserer Atmosphäre mit industriell erzeugten Abfallprodukten ganz sicher ein Thema, das wir im Rahmen der Blockadentheorie (allerdings an anderer Stelle) behandeln werden. Entsprechendes gilt natürlich für jeden Aspekt der Umweltverschmutzung.

Ich will hier ein Beispiel herausgreifen, das mich persönlich einige Zeit beschäftigt hat, und zwar die Umweltvergiftung mit *Dioxin*. Dioxin entsteht im Industriellen Fertigungsprozess vorwiegend beim Verbrennen von Kunststoffen. Soweit wir wissen, kommt es in der Natur nicht vor. Es handelt sich um eine der vielen Substanzen, die der Mensch hergestellt hat. Oder, denn so kann man es auch ausdrücken, die sich mit Hilfe des Menschen ins Dasein gebracht haben.

Dioxin zählt zu den Ultragiften, die in kleinsten Mengen (d. i. im Bereich von Nanogramm) tödlich sein können. Was macht diese Substanz für den Menschen so schädlich?

Im Allgemeinen versteht man die Frage so, als sei in der Struktur des Moleküls etwas besonders Giftiges enthalten. Doch das ist offensichtlich nicht der Fall, obwohl Verwandte des Dioxins eine ähnlich schwere Giftwirkung hervorrufen können. Wenn es nicht in der Struktur ist, was ist es dann?

Diese Frage lässt sich nicht so einfach beantworten. Eine Antwort findet sich am ehesten, wenn wir unseren Umgang mit diesen Substanzen betrachten. Zunächst gab es Dioxin-Unfälle, ohne dass man die Existenz dieses Stoffes ahnte. Doch schließlich wurde offenbar, dass Dioxin in den Abgasen von industriellen Verbrennungsanlagen (sogar von Autos) entsteht. Inzwischen ist Dioxin ubiquitär vorhanden, und jeder von uns trägt etwas von dieser Substanz in seinem Körper.

Die Ökologische Blockade muss gelöst werden

Immerhin haben die aufsehenerregenden Dioxinunfälle (man denke an Seveso) dazu geführt, dass wir strengere Vorschriften über die zulässige Emission von Industrieanlagen - und hier insbesondere von Müllverbrennungsanlagen – erlassen haben. Diese haben inzwischen dazu geführt, dass der Dioxinpegel in Deutschland seit einigen Jahren wieder rückläufig ist.

Oft ist es wichtig, die richtige Frage zu stellen, und diese entgeht uns oft, weil wir auf die stofflichen Eigenarten spezialisiert sind und andere Eigenschaften (auf den höheren Ebenen) gar nicht zur Kenntnis nehmen.

So gesehen ist Dioxin nur *ein* Vertreter einer Umweltbelastung, die wir uns antun und die uns nach und nach und immer mehr Beschwerden gemacht hat, und die uns zu einer Besinnung drängt über die Frage, wie wir denn künftig mit den Folgen des Industrialisierungsprozesses umzugehen gedenken. So gesehen ist Dioxin eine physikalische Repräsentation eines nicht zugelassenen Gedankens, nämlich dem, welche Konsequenzen sich aus unseren Handlungen (gemeinschaftlich, aber auch individuell) ergeben.

Wir können also sagen, dass wir *mental blockiert* waren, denn bei einigem Nachdenken und bei genügend großem Interesse wäre uns schon früher eingefallen, diese Fragen zu stellen und nach den Folgen unseres Tun zu forschen.

Andererseits verbirgt sich hier auch eine intuitive Blockade, denn wir haben keine Rücksicht darauf genommen, was unsere Handlungsweise für die anderen Lebewesen dieser Erde bedeuten mag. Vielmehr haben wir in der Selbstüberschätzung verharrt und unsere Mitfühlsamkeit blockiert. Das wiederum hat emotionale Hintergründe, wie wir leicht feststellen können, wenn wir uns die

Frage stellen, wie es zu dieser Selbstüberschätzung und Überheblichkeit des Menschengeschlechtes gegenüber anderen Lebensformen gekommen sein mag.

Hieran sind natürlich nicht alle Menschen gleichermaßen beteiligt, sondern die weiße Rasse hat eine Vorreiterrolle gespielt, der sich die anderen aber inzwischen weitgehend angeschlossen haben. So hat diese Menschheitsblockade größten Ausmaßes, die ich die Ökologische nannte, sicher auch einen emotionalen Aspekt, der gerade auch dann zum Tragen kommt, wenn wir Maßnahmen gegen die Umweltverschmutzung beschließen müssen, die uns etwas kosten und die an unserer Bequemlichkeit rütteln (man denke nur an die Diskussion über den Katalysator im Auto oder über die Geschwindigkeitsbegrenzung).

Wir können so weiter machen und werden dabei viele Aspekte der Ökologischen Blockade entdecken, die auf allen Ebenen ihre Spuren hinterlassen hat, sodass wir uns fragen müssen, ob hier das Blockadenmodell noch angemessen ist oder ob wir nicht bereits in die Reichweite der Transformationstheorie gekommen sind.

Emotionale Ebene - wohin mit den Gefühlen

Die Energie der Emotionalebene ist von gänzlich anderer Art als die der Vegetativen Ebene. Die Emotionalebene schiebt sich gleichsam zwischen das physisch – mentale Gebilde und manche von uns wären froh, wenn es so etwas wie Gefühle gar nicht gäbe. Dabei vergessen wir, dass wir in erster Linie eine *emotionale Struktur* haben, auf die unser Intellekt gleichsam aufgepfropft ist.

So leben wir Menschen häufig in einem Widerstreit von Denken und Fühlen, und die emotional Bewegten können sich mit den Intelligenzlern nur schwer verständigen. In den zivilisierten Ländern haben die Intelligenten das Sagen, und sie haben die Aufstiegsleitern der Gesellschaft so konzipiert, dass die Fühlenden unter uns schlecht wegkommen.

Gefühllosigkeit, so scheint es, ist kein Mangel, wenn es darum geht, dass wir es in unserer Welt zu etwas bringen. So sind in unserer sozialen Struktur und vor allem in unserem Erziehungssystem, aber auch in unserem Gesundheitssystem, die strammen Denker die Vorherrschenden und sie geben das Heft nicht aus der Hand.

Was wir heute an der Medizin beklagen, ist nicht so sehr die Tatsache, dass es eine Apparatemedizin ist, sondern die Art und Weise, wie sie ihr Vorgehen technisiert hat und wie sie das Fühlen und das Mitgefühl auf dem Altar ihres Wissensdurstes zum Opfer bringt.

Das muss man sich immer wieder klar machen, damit man nicht gegen Windmühlen kämpft. Nicht die Apparate sind schuld an dem Elend, das wir uns inzwischen antun, denn wir Menschen tragen die Verantwortung dafür, wie wir mit ihnen umgehen.

Auch wenn es häufig so scheint, dass unser Medizinsystem sich in eine wirtschaftliche Krise hinein manövriert hat, so klar ist es uns und anderen, dass dies lediglich der Ausfluss einer Fehlentwicklung ist, die das Fühlen in einem Bereich des Menschseins blockiert, wo wir auf Gefühle besonders angewiesen sind: nämlich im Heilwesen, im Heilberuf und im Heilgeschäft. Damit kommen wir nun zu einem Punkt, der es schwer macht oder schwer machen kann, hier noch von *einzelnen Blockaden* zu sprechen. Besser, wir machen uns mit gigantischen Blockaden-Komplexen vertraut, die sich selbst weiter vermehren und ins Uferlose zu wuchern scheinen.

Mangel an Fühlen und Mitfühlsamkeit

Der Mangel an Fühlen und an Mitfühlen ist bei uns so verbreitet, dass wir uns schwer damit tun, uns überhaupt eine 'gesunde Norm' vorzustellen. Daher möchte ich doch darauf hinweisen, dass das, was wir gemeinhin als Fühlen bezeichnen, bereits die Bewegung von *Gedanken über Gefühle* sind. Sie sind gleichsam ein Schattenwurf, den das Fühlen auf unseren Intellekt wirft. Gefühle selbst sind uns in unserem Bewusstsein nicht zugänglich, sondern wir können sie allenfalls in der Reaktion auf etwas vermuten. Wenn jemand weint oder lacht oder zornig brüllt, gehen wir davon aus, dass seinem Verhalten ein unkontrollierter Gefühlsausbruch zugrunde liegt. Da wir Erwachsene uns kollektiv das Fühlen nahezu abgewöhnt haben, muss jede Therapie, die etwas auf sich hält, darauf achten, ein Minimum an Fühlsamkeit wieder zu vermitteln und einzuüben.

Kollektive Gefühlsverleugnung

Weil wir weithin unsere Gefühle leugnen und dies bereits einer kollektiven Verhaltensnorm entspricht, kommen Gefühle meist nur als Blockaden an die Oberfläche unseres Bewusstseins und treiben uns in Zustände (man nenne sie ‚neurotisch', ‚hysterisch' oder sonst wie), die anderen Menschen übel aufstoßen, wenn sie sie mitbekommen.

Die allgemeine Gefühlsunterdrückung ist per se eine **emotionale Blockade** und mehr als das: Ich sehe sie als ‚begleitendes Muster zur Ökologischen Krise'. Und dennoch ist es notwendig, auf diesen Umstand immer wieder und besonders hinzuweisen.

Blockaden auf der Mentalen Ebene - wie man so denkt

Blockaden auf der Mentalen Ebene haben eine so grundlegende Bedeutung, dass ein eigenes Buch dazu angemessen wäre. Es kann also hier nur darum gehen, einige der Grundzüge von 'mentalen Blockierungen' offen zu legen.

Beginnen wir mit einer einfachen Definition:

- **Unsere Gedanken ergeben sich aus unseren Glaubenssätzen, und diese wiederum fügen sich zu Glaubenssystemen zusammen.**

Glaubenssätze und Überzeugungen sind nichts, was wir einfach in unserem Bewusstsein haben oder dort halten, sondern es bedarf einer intensiven Arbeit, sich seiner Glaubenssätze bewusst zu werden. Es ist ähnlich wie in der Mathematik, bei der ein neues Fach selten mit einer Axiomatik beginnt. Es entwickelt sich nach und nach und erst später, wenn es abgeschlossen ist, wird man sich über die zugrunde liegenden Axiome im Klaren.

Wesentlich komplizierter ist es mit unseren **verborgenen Glaubenssätzen**, denn die meisten **ergeben sich implizit** aus dem, was wir annehmen – wörtlich: '*an*-nehmen' – für wahr halten, erwarten, befürchten, vermuten, erinnern, nicht wissen usw., oder schlicht von Anderen übernehmen.

Es ist also nicht so, dass wir Glaubenssätze *haben* - mit diesen jonglieren und aus diesen Gedanken bilden. Sondern sie sind gleichsam als verborgene

Prinzipien unseren Gedanken immanent. Das muss ich vorausschicken, damit man das Folgende versteht.

Wir haben im Laufe unseres Lebens wahnsinnig viele Fakten, Aussagen, Mitteilungen, Behauptungen usw. kennengelernt und angenommen, von denen wir nur die wenigsten kritisch überprüfen können, selbst wenn wir dies wollten. Manches hat uns gefallen, und wir haben es deshalb akzeptiert. Manches haben uns Autoritäten mitgeteilt, und wir haben ihnen geglaubt.

Vieles haben wir aus Respekt, Achtung, Furcht vor unseren ‚Lehrern' akzeptiert. Oder es ist uns in dieser oder jener Weise eingebläut worden und wir hatten nie eine echte Chance, uns dagegen zu wehren.

Oder wir haben im Alltag dumme Sprüche' verinnerlicht von der Art: „Wer einmal lügt, dem glaubt man nicht, und wenn er gleich die Wahrheit spricht!"

Ferner haben wir aus vielen Erlebnissen unsere Schlussfolgerungen gezogen – beispielsweise so: „Jedes Mal, wenn ich die Wahrheit sage, gibt es Ärger. Also ist es besser, die Wahrheit zurückzuhalten." Das muss nicht wörtlich so gedacht sein, es steckt irgendwie in solcher Art von Gedanken. Jeder kann bei etwas Rückbesinnen sich den Prozess, wie sich 'Glaubenssätze bilden', zumindest in Beispielen klar machen.

So sind wir zehn, zwanzig, dreißig oder noch mehr Jahre alt geworden, und in jeder Stunde, jeder Minute haben sich solche Denkprozesse in uns abgespielt.

Viel schlimmer noch: Wir sind eingebunden in ein unbewusstes Feld von Gedanken, die uns umschwirren, und die wir in der Regel als solche gar nicht wahrnehmen. Sie sind Teil des allgemeinen Rauschens, das wir aus unserem Bewusstsein ausfiltern, es von uns fernhalten, es gar nicht erkennen könnten. Daher gilt wohl:

- **Gedanken und Gedankenfelder beeinflussen uns unbewusst**

Da, wo Menschen zusammen sind, bilden sich unbewusste, nicht wahrnehmbare Gedankenfelder. Und diese verbinden sich schließlich zu ganzen Glaubenssystemen – auf einer Grundlage, die bisher nicht bekannt und, soweit uns bekannt, auch nicht erforscht wurde. Allenfalls C.G. Jung ist diesem Phänomen mit seinem Begriff vom Kollektiven Unbewussten nahe gekommen.

So gesehen ist also unser Denken ein Sammelsurium von Gedankenbildern, die viel mehr zueinander im Widerspruch stehen, als uns dies zu einer Zeit bewusst wird. In diesem Durcheinander versucht nun die **Vernunft** eine logische Ordnung zu schaffen, mit der sie leben kann.

Das gelingt ihr eben immer nur in Teilen, denn sie kann nie das Ganze (dieses Warenlager der von uns gehorteten Ansichten) überblicken. Dazu kommt noch, dass wir gegenwartsorientiert sind – und das ist gut so! – und dass nur die Wenigsten in der Lage und willens sind, sich daran zu erinnern, wie sie vor Jahr und Tag über ein und dieselbe Sache gedacht haben. So verändern sich manche unserer Ansichten - gemäß den zeitgenössischen Modeströmungen oder im Widerspruch zu ihnen, ohne dass wir es merken.

Nun, das ist alles normal und entspricht dem geistigen Lebensprozess, den zu führen wir Menschen uns entschlossen haben. Andererseits ist die Struktur der Mentalebene – und hier spreche ich insbesondere von der Unteren Mentalebene – so angelegt, dass sie nur mit rationalen (und das heißt mit logischen) Bezügen zurecht kommt, mit Bezügen von der Art: „Wenn Wasser nass ist, dann kann es nicht trocken sein!"

Rationale Bezüge müssen widerspruchsfrei sein.

Darüber gibt es philosophische Abhandlungen en masse, sodass ich nicht weiter darauf eingehen muss. Ferner wissen viele von uns, dass mit Entstehen der modernen Physik die totale Widerspruchsfreiheit der klassischen Wissenschaften aufgegeben wurde und bestimmte Widersprüche dualistischer Art akzeptiert worden sind. Das ist jedoch für den normalen Menschen nicht mehr als ein Licht am Horizont, falls er es überhaupt weiß.

So kommen wir also durchs Leben in dem Bemühen, Widersprüche aufzudecken und zu eliminieren, und doch gleichzeitig mit ihnen zu leben, denn das Leben kann nicht widerspruchsfrei sein.

- **So ist der größte Widerspruch der, dass unser rationales Wachbewusstsein uns in die Widerspruchsfreiheit drängt und dadurch uns in Widerspruch zu allen nicht-rationalen Lebensäußerungen bringt, auch solchen von uns Menschen, und insbesondere zu unseren eigenen Gefühlen.**

Je nachdem, wie stark wir rational angelegt sind, umso mehr werden wir uns bemühen, Ordnung in unseren Gedanken zu schaffen, und uns auf rationale Bezüge zu verlassen – und bringen uns damit in Widerspruch zu unseren emotionalen und intuitiven Bestrebungen.

Es werden also gerade Menschen mit einem starken Ordnungssinn dazu neigen, Ansichten in sich zu unterdrücken, die im Gegensatz zu den Ansichten stehen, für die sie sich entschieden haben.

Andererseits sind an solchen Entscheidungsprozessen auch viele emotionale Bewertungen beteiligt (von der Art von Mögen und Nichtmögen), sodass unsere emotionalen Tendenzen und Blockierungen wiederum Einfluss nehmen auf das, was wir für wahr oder für falsch halten. Dies ist übrigens ein Beispiel dafür, wie Blockaden untereinander Wechselwirken.

Es gäbe noch vieles zu den ‚Mentalen Blockaden' sagen – man braucht nur die Literatur, Geschichte, Philosophiegeschichte, usw. durchforsten und stößt auf Ideen, die zu einer Zeit bevorzugt, zu anderen Zeiten bekämpft wurden – doch das ist ‚out of scope'. Man muss im Einzelfall, angefangen bei sich selbst, die Dinge erforschen und kommt dann auf das, was für uns wichtig ist.

Blockaden auf der Intuitiven Ebene

Wir haben in unserer kulturellen Entwicklung der letzten Jahrhunderte der Intuition nicht die Aufmerksamkeit gewidmet, die sie eigentlich verdient. Andererseits hätte es die Neuzeitliche Entwicklung nicht ohne Intuition geben können.

Neuerdings redet man wieder mehr über Innovation und schöpferische Prozesse, sodass ich denke, dass in den kommenden Jahren hoffentlich auch die Ausbildungssysteme – vor allem aber die Schulen – sich der Bildung von intuitiven Fähigkeiten widmen werden.

Hier möchte ich nur einen Aspekt hervorheben, der normalerweise gar nicht mit dem Intuitiven in Verbindung gebracht wird – die Fähigkeit, uns in andere einzufühlen, uns in den Anderen hinein zu versetzen usw., also die empathischen Aspekte des Menschseins, denn diese sind in den vergangenen Zeiten und auch heute noch weithin vernachlässigt worden.

In diesem Zusammenhang wird an anderer Stelle über die ‚Karmischen Blockaden' gesprochen. Sie sind ein Beispiel dafür, wie wir in unserem Handeln auf das Andere angewiesen und von diesem abhängig sind. Ohne ein DU könnte es ein ICH nicht geben.

Das Störfeld-Konzept

Wie der Herd entstand

Nun, eigentlich müsste man erst darüber sprechen, wie man vom Begriff des **Herdes** zum *Störfeldbegriff* gekommen ist. Diese Entwicklung hat vor meiner Zeit stattgefunden, und soweit ich weiß, ist bisher noch keine ausführliche Geschichte der Herd- und Störfeldlehre geschrieben worden. Daher wollen wir uns hier auf einige Grundgedanken beschränken.

Das Erste, was uns am Herdgedanken auffällt, ist die ***Fernwirkung***. Der Begriff des ‚Herdes' bekam erst dann einen Sinn, als man, dem Beispiel folgend, vom ‚Herd' zur ‚Feuerstelle' und schließlich zum ‚Schornstein' kam. Das bedeutet im Klartext, dass immer mehr Beispiele dafür gefunden wurden, dass die *Symptomwirkung* an anderer Stelle im Organismus auftreten kann als ihre sogenannte *Ursache,* der Herd selbst.

So sind insbesondere Zahnherde, später allgemein die Kopfherde, berühmt-berüchtigt dafür geworden, dass sie zur Wurzel eines Übels werden können, das schließlich ganz allgemeine Krankheitszustände, so genannte ‚systemische Erkrankungen', hervorbringen kann. Wie beispielsweise Gelenkschmerzen, Muskelschmerzen und nicht selten auch Erkrankungen innerer Organe.

Die orthodoxe Medizin lehnt das Störfeldkonzept ab

Die ganze Herd- und Störfeldtheorie ist dem orthodoxen Mediziner immer noch suspekt. Sie widerspricht der medizinischen Denkweise unserer Zeit in mehreren Punkten.

Erstens. Man hat es gerne streng kausal. Strenge Kausalität bedeutet soviel wie Eindeutigkeit in der Mathematik. Das heißt: „Wenn ... dann!" Und „Wenn nicht ... dann nicht!" So müsste jedes Störfeld zur gleichen Symptomatik führen, und jede Symptomatik müsste auf das gleiche Störfeld zurückzuführen sein, das als solches eindeutig ist. Doch diese Eindeutigkeit ist sicher nicht gegeben und wird sich so nie herstellen lassen.

Zweitens. Herde sind die meiste Zeit über 'stumm' - also so gut wie nicht vorhanden, wenn man dem gängigen medizinischen Denken folgt, wonach Krankheiten sich in Symptomen äußern müssen. Und dieser Gedanke ist wohl berechtigt, denn sonst könnte jeder Gesunde auch krank sein, und der Mediziner käme nicht mehr zurecht. Daher entscheiden letztlich doch die 'klinischen Symptome'.

Nun, Herde sind stumm, d. h., sie befinden sich in der Latenzphase - wie chronische Krankheiten auch während der längsten Zeit ihrer Entwicklung. Und doch sind sie da und wirksam und unterhalten ein Krankheitsgeschehen, dessen Spätphase der Mediziner dann zur Kenntnis nehmen muss.

Herde können also chronisch werden. Und wenn sie chronisch werden, können sie so manches nach sich ziehen. Und was sie nach sich ziehen, das bleibt ihnen überlassen und ist von Fall zu Fall verschieden. So ist der Wunsch des Menschen, etwas ‚eindeutig' (und das heißt ‚gesetzmäßig') aufeinander zu beziehen, ein Wunschtraum, der sich in der Natur nicht oft realisieren lässt.

Störfelder sind nicht wissenschaftlich zu objektivieren

Und doch lässt sich dieser Wunschtraum vom eindeutigen Gesetz – dem Naturgesetz - oft realisieren, wie das Beispiel der Physik zeigt, d. h. also dann, wenn wir uns der ‚leblosen Natur' zuwenden. Doch das ist eine andere Geschichte. Im Bereich der ***Biologischen Systeme*** sieht es anders aus, und das hat mit dem **Willen** – und insbesondere dem Willen des Menschen – zu tun, und dieser Zusammenhang liegt noch heute unter dem Mantel des Vergessens und des Nichtverstehens verborgen. Oder er ist dem *Nichtverstehenwollen* zum Opfer gefallen, denn so schwierig ist es nicht, und wir haben schon weit kompliziertere Zusammenhänge aufgedeckt.

- **So ist also die Störfeldgeschichte eine lebendige Geschichte und eine Geschichte dessen, was im Lebendigen sich zutragen kann, und das ist allerlei und vielfältig und vom Einzelnen beeinflussbar und kann insofern nur als Teil seiner persönlichen Geschichte verstanden werden.**

Das fordert den Mediziner in seinem Drang zur Objektivierung heraus und lässt ihn verzagen, wo er doch erfolgreich sein könnte, wenn er sich dem Individuellen mehr widmen würde. Und wo er es tut, ist er als Arzt erfolgreich, aber nicht als Wissenschaftler.

Ich möchte die folgenden Ausführungen zum Störfeld mit einigen einfachen Statements beginnen, die man folgendermaßen formulieren könnte:

Ein Störfeld hat einen Kern und eine Ausdehnung.

Das gilt immer und ist im Feldbegriff enthalten, und es gilt sogar in der Physik, wo der Kern *die Quelle des Feldes* heißt, und jede Quelle ein Feld zur Folge hat. So kennen wir beispielsweise Felder von geladenen Teilchen, oder auch die Gravitationsfelder von Massen, und diese sind so anschaulich, dass ich sie mir zum Beispiel nehmen möchte. Insbesondere die Felder geladener Teilchen sind ein Beispiel für das, was der Mensch an Theorien gestalten kann – die sogenannten Feldtheorien -, wenn er sich darum bemüht, und wenn er mit einfachsten Modellen ein tragfähiges Medium schaffen kann, das ihn weit hinausträgt ins ‚Land des Verstehens', und er nicht umzukehren braucht, sondern mutig voranschreiten kann, um sein Verstehen und sein Verständnis zu entwickeln.

Das Störfeld und sein Kern

Dazu wollen wir uns drei Merksätze ansehen, in denen mehr enthalten ist, als auf den ersten Blick erscheint. Und was wir hier zum Störfeld erarbeiten, können wir später sinngemäß auf das Blockadenfeld übertragen - und haben so zwei Fliegen mit einer Klappe geschlagen.

- Das Kernhafte an einem Störfeld ist die Störung. Das ist ein einfacher Satz, den man sich einprägen kann.
- Das, was im Störfeld verborgen ist, ist das, was der Störung zugrunde liegt. Das ist ein weiterer Satz, den man sich einprägen sollte. Denn

- Das, was die Störung nährt und am Leben erhält, ist das, worauf sie letztlich zustrebt und angelegt ist. Und das ist nicht ein Negatives, sondern der Keim einer künftigen Entwicklung.

Hier ist also in drei Kernsätzen umrissen, was sowohl die *Störfeldtheorie* als auch die *Theorie des Blockadenfeldes* auszeichnet, wenn wir sie zu Ende denken, oder zumindest soweit entwickeln, dass sie ein tragfähiges Gebilde wird.

Damit können wir uns vorläufig zufriedengeben und uns zurücklehnen und die Entwicklung der nächsten zwanzig Jahre abwarten, wenn nicht Folgendes auch noch wäre, nämlich die Frage: *Was ist der Unterschied zwischen einem Störfeld und einem Blockadenfeld?*

Das ist nun *Ansichts*-Sache, doch es ist wesentlich. Denn die Störung wird als ein Störendes im Harmonischen betrachtet und lässt sich insofern nur beheben, wenn man den **alten Zustand** als Ziel im Auge hat und wenn man die Störung beseitigen möchte, damit das Störende verschwinde und sich aus der Welt entferne und die Dinge wieder in ihrer (alten) Ordnung sind. Doch was ist dann mit unserer Entwicklung?

Vom Störfeld zum Blockadenfeld

Das ist nun beim Blockadenfeld etwas anders, denn das Blockadenfeld trägt die Blockade und den Begriff des Blockierens in sich und weist uns darauf hin, dass hier etwas Weiterschreiten möchte, was wir blockieren. So, wie man beim Auto die Räder blockieren kann, wenn man zu stark auf die Bremse tritt. Das ist nun ein gängiger und bekannter Zustand, und so möchte man jedem raten, der eine Blockade aufweist und unter einer Blockierung zu leiden hat, loszulassen und den Fuß von der Bremse zu nehmen, oder zumindest das Bremsen soweit zurückzunehmen, dass der Wagen wieder ins Rollen kommt.

Dieses Bild übertragen auf unsere Entwicklung bedeutet, dass wir ständig und beständig unterwegs und auf dem Weg sind, ein ANDERER zu werden (das ist ein geheimnisvoller Begriff, den wir später erläutern werden, denn er gehört eigentlich in eine rechte Theorie über Entwicklung und Bewusstseinsbildung!), und dass wir unser Bewusstsein erweitern möchten, unser Wissen mehren und unsere Erfahrungen stapeln, sodass wir dereinst, wenn wir nicht mehr auf dieser

Erde weilen und das Fazit unserer Bemühungen ziehen, nun zu Schlaumeiern werden könnten (wie sich manche das vorstellen).

Doch das Eigentliche spielt sich hier ab und ist damit verbunden, dass wir die Schlaumeier wirklich sind, die zu sein wir vorgeben und die zu werden wir uns bemühen, und dass wir in diesem Zusammenhang alles erreichen, was wir uns vornehmen, und mehr erreichen, wenn wir uns mehr vornehmen. Und doch nicht alles erreichen können, was wir uns *als Individuum* heute - mit unserem *persönlichen Willen* - vorstellen können.

Das ist nun das eigentliche Problem, dass wir uns im Zuge unserer Individualentwicklung so aus dem allgemeinen Verband des Lebendigen herausgelöst haben, und daher unsere Vorstellungen weit über das hinausgehen, was wir bisher glaubten, dass es zu erreichen uns möglich und - *für uns alle* wünschenswert ist.

Wir können also über den klassischen Störfeld-Begriff wohl spekulieren, ohne über unsere Entwicklung nachzusinnen. Das hat man bisher getan und damit einige Erfolge erzielt. Man kann über Herde und Störfelder forschen, ohne unseren persönlichen Willen und unsere Eigenmächtigkeit zu berücksichtigen. Auch das hat man in der Vergangenheit getan und hat damit vielen Kranken helfen können.

Doch inzwischen sind wir ins Einundzwanzigste Jahrhundert eingetreten und es ist Vielen klar geworden, dass wir in einer Zeit rasanter Entwicklungen leben. Die Zeitalter scheinen sich in rascher Folge abzulösen wie Eishockey-Spieler auf dem Feld. Sind wir noch im Computerzeitalter oder schon darüber hinaus? Ist die Globalisierung heute das wesentliche Thema oder die erstarkten nationalistischen Bestrebungen? Ist Fortschritt überhaupt noch erstrebenswert und sind Wachstumsziffern in unserer Wirtschaft wirklich das Nonplusultra? Und ist die allgemeine Verunsicherung anders zu bewältigen als durch Rückwärtsbewegung in längst vergangene Zeiten, als die Welt noch in Ordnung war? - Nebenbei, das war sie nicht!

Wer sich nicht völlig blind macht, kann doch keine Theorie über biologische, ökologische oder ökonomische Systeme mehr anbieten, in der der Wille des Einzelnen und die Entwicklung des Ganzen (in allen seinen Teilen) nicht vorkommen. Das wollen wir bedenken, wenn wir neue Begriffe wie 'Blockaden' oder 'Blockierter Zustand' oder 'Blockadenfeld' prägen und mit Sinn erfüllen wollen.

So können wir an dieser Stelle über das Blockadenfeld nur sagen, was wir im Grunde dem Störfeld auch hätten zubilligen müssen - dass es nämlich immer auch den (blockierten) Willen des Einzelnen widerspiegelt. Oder anders gesagt:

- In jeder Blockade steckt ein Willensaspekt des Menschen - sonst hätte sie nicht zu ihm gefunden und wäre geblieben, wo sie war.

Wille wiederum hat ummittelbar mit unserer Entwicklung zu tun, das ist nach kurzem Nachdenken offensichtlich. *Was wir wollen - und nicht wollen* - ist praktisch synonym zu 'sich entwickeln'. Das Problem dabei ist, dass wir nicht in allen Fällen und in allen Tiefen wissen, was wir (eigentlich) wollen. Dieses Problem ist so vielschichtig, dass wir über den *Willensaspekt der Blockaden* (kurz: die Willensblockaden) einen eigenen Text verfasst haben.

Fassen wir kurz zusammen. Im Blockadenfeld ist das Wirkungsfeld der Blockaden zu spüren. Es erstreckt sich in den Raum, und es hat eine Ausdehnung in der Zeit wie jedes andere Ding auch - es kommt, entfaltet sich und geht. Man nennt es Dynamik.

Wo ein Feld ist, müssen Quellen sein, sagt unsere Wissenschaft. Demzufolge sind Blockaden die Quellen des Blockadenfeldes, aus denen es entsteht und gespeist wird. Und wie das Feld, so sind auch die Blockaden äußerst beweglich und Behände. Über ihre möglichen Eigenschaften wird in einem späteren Kapitel mehr zu sagen sein.

Davor aber wollen wir einige bekannte - und auch weniger bekannte - Tatsachen über die Stabilität von Systemen zusammentragen, die wir meist unter einem ganz anderen Begriff kennengelernt haben: dem der *Regulation*.

Regulationsmodelle für die Medizin

Man hört immer wieder sagen, dass die Medizin sich den Regulationsgedanken zu eigen machen müsste. Das hört man eher von den Verfechtern der Naturheilverfahren als von wissenschaftlich denkenden Medizinern. Zu Recht wenden diese ein, dass in der Medizin die kybernetische Sichtweise durchaus praktiziert werde, und sie verweisen auf die Pathophysiologie und Pathochemie und deren elaborierte Modellrechnungen.

Nun, das stimmt. Es stimmt aber auch, dass im täglichen Umgang mit dem gelehrten Wissen der Rückgriff auf Regulationsmodelle spärlich vorkommt. Es stimmt auch, nach meiner Erfahrung, dass viele Medizinstudenten nur wenig über Regelsysteme wissen und noch weniger damit umgehen können.

Also kann man getrost folgern, dass die Vorstellungen, nach denen wir handeln, im Allgemeinen nicht nach Regulationsprinzipien fragen noch sie verwenden.

Nehmen wir ein einfaches Beispiel - das Fieber. Fieber tritt naturgemäß in Begleitung krankhafter Zustände auf. Über lange Zeit war Fieber das Krankheitssymptom schlechthin. Ich erinnere mich noch an meine eigene Kindheit und insbesondere daran, wie unsere Mutter die Frage, ob wir krank seien oder nicht, kategorisch mit Hilfe des Fieberthermometers entschieden hat.

Nun gut, wer hohes Fieber hat, ist offensichtlich krank, zumindest aber nicht gesund. Mit dem medizinischen Fortschritt kamen alsbald die fiebersenkenden Medikamente auf den Markt, und es wurde reichlich davon Gebrauch gemacht. Es erschien so logisch: Wenn man das Fieber senkt, wird der Patient gesund. Ein Irrtum, wie sich in der Folgezeit erwies.

Heute weiß man, dass Fieber eine wichtige Rolle im Gesundungsprozess spielt. Offenbar agiert der Organismus im Fieberzustand, also bei erhöhter Kern- oder Innentemperatur, wesentlich schneller und effizienter. Fieber ist also ein Indikator für Gesundung, kein Verursacher von Krankheit. Der Fieber-Zustand ist ein Regelzustand der besonderen Art - das Temperaturregelsystem des Körpers nimmt eine Soll-Wert-Verstellung vor. Das bedeutet, dass im

Fieber die erhöhte Innentemperatur als normal betrachtet wird und Abweichungen davon durch Regelmaßnahmen ausgeglichen werden - der Fieberzustand wird solange als Gleichgewichtszustand aufrecht erhalten, bis er auf natürliche Weise abgebaut werden kann.

Das weiß man heute und setzt fiebersenkende Medikamente wieder vorsichtiger ein als zuweilen davor.

Das Regulationsprinzip

Das Regulationsprinzip ist schlicht ein Gleichgewichtsprinzip. Denken wir beispielsweise an unser Fahrrad, und wie wir lernten, darauf das Gleichgewicht zu halten und zu fahren. Wenn wir nach einer Seite kippen, müssen wir gegensteuern. Das ist das Prinzip. Auch wenn wir fahren und auf der Straße bleiben wollen, müssen wir ständig mögliche Abweichungen von unserem Kurs korrigieren. Gegenhalten heißt in der Fachsprache der Kybernetik 'negative Rückkopplung'. Auch das können wir beim Fahren direkt beobachten - wie wir kleine Fehler wahrnehmen und in eine entsprechende Lenkbewegung umsetzen. Nach einiger Zeit des Lernens geht das automatisch. Wir sind Teil eines Regelsystems, in dem unsere Absicht den Kurs bestimmt: geradeaus, Linkskurve, Rechtskurve ... es regelt nach unserem Vorhaben.

Wenn wir im Verkehr sind, regeln wir nicht nur nach unserem eigenen Vorhaben, sondern berücksichtigen noch vieles andere dazu. Was machen andere Verkehrsteilnehmer? Was geben die Verkehrszeichen vor? Welche Regeln müssen wir einhalten? Wir richten uns ebenso danach wie alle anderen, und der Verkehr fließt ungehindert und reibungslos - meistens wenigstens. Gemessen an dem Verkehrsaufkommen passieren relativ selten Unfälle. Der Verkehr ist ein ungeheuer großes, vernetztes System, das ständig in Bewegung ist und doch jedem Einzelnen gestattet, sein eigenes Ziel zu verfolgen.

Das können wir wieder auf unser Regelsystem übertragen: was bedeutet hier, eigene Ziele verfolgen? Auch die Teilsysteme eines Organismus verfolgen eigene Ziele, erfüllen eigene Aufgaben. Und doch bleiben sie Teil des Ganzen und funktionieren reibungslos - meistens wenigstens. Auch hier kommt es manchmal zu Unfällen, zu Entgleisungen. Der Organismus ist kein Uhrwerk, keine Mechanik. Er lebt und ist in Bewegung. Und darüber hinaus ist er eingebunden in zahlreiche andere Aufgaben, in größere Zusammenhänge, die ihm Bedingungen setzen und Anpassung an wechselnde Umstände abverlangen. Und das alles vermag er zu leisten und tut es reibungslos - meistens wenigstens.

Wir sollten uns nicht so sehr darüber aufregen, wenn er hin und wieder in Schwierigkeiten kommt und uns Schwierigkeiten macht. Warum nennen wir es gleich Krankheit und versuchen, ihn zu reparieren? Statt ihm Zeit zu lassen, seine eigenen Korrekturen vorzunehmen und sich wieder einzuregulieren? In vielen Fällen würde er es wohl schaffen, wenn wir nicht vorschnell eingreifen und mit unserem mangelhaften Wissen - trotz allen Wissens unserer modernen Wissenschaft ist und bleibt es mangelhaft! - eingreifen und verbessern wollen, was möglicherweise schon zum Besten steht.

Es gibt einen klugen Satz, der uns in solchen Lagen wesentlich besser helfen könnte als vorschnelle therapeutische Maßnahmen:

➢ Der Organismus stellt, solange er lebt, unter den <u>gegebenen</u> Bedingungen immer einen <u>Optimalzustand</u> her.

Oder kurz:

➢ **Der Organismus regelt immer im Optimum - unter den gegebenen Bedingungen.**

Was sollte er sonst tun? Als komplexes Regelwerk sucht er immer sein Optimum, das tun Regelsysteme vom Prinzip her. Aber warum sind dann nicht alle Menschen optimal gesund? Das ist eine gute Frage, die wir nur teilweise beantworten können.

Der Wurm steckt ... im Nebensatz: *unter den gegebenen Bedingungen*. Statt vorschnell in die hochkomplexen Regelvorgänge einzugreifen, sollten wir zuerst die Bedingungen prüfen, unter denen wir leben müssen ... und wollen. Unser Wille spielt auch hier mit, und mehr, als wir auf den ersten Blick erkennen können. Das wollen wir ein wenig genauer anschauen, denn dabei lernen wir etwas über biologische Regelsysteme, das in keiner Biokybernetik erwähnt wird.

Regeln nach eigenem Willen

Nennen wir es Absicht oder Vorhaben oder ... unseren Willen. Es gibt etwas in uns, das uns eigen ist und uns als Individuum auszeichnet. Unser 'freier Wille' ist bekanntlich das wesentliche Merkmal eines 'unteilbaren Ganzen'. Unser Wille steht über dem Funktionsgefüge, das wir Organismus nennen. Wir können unsere Bewegungen willentlich steuern. Wir können unsere Nahrungsaufnahme selbst bestimmen. Wir können sogar - für kurze Zeit - die Luft anhalten. Aber wir können nicht das Herz daran hindern zu schlagen, wenn wir uns nicht selbst verletzen wollen.

Der Organismus verfügt über ein hohes Maß an Autonomie. Das ist unser Vorteil, denn wir müssen uns nicht darum kümmern, dass er den Sauerstoff richtig aufnimmt und verteilt, wir brauchen uns nicht um unseren Stoffwechsel und unsere Ausscheidungsfunktionen sorgen. Wir haben nur minimale Aufgaben selbst zu erledigen, um den Organismus richtig funktionieren zu lassen. Lassen ist das Schlüsselwort. Wir dürfen ihm getrost alles überlassen, was er selbst erledigen kann. Doch wir müssen dafür sorgen, dass er gute Luft, gute Nahrung und ausreichend Schlaf bekommt. Sollte es daran fehlen, teilt er es uns mit. Dann leiden wir - an Hunger, Durst oder Schlafmangel.

Es gibt noch einige weitere existenzielle Aufgaben, die wir willentlich übernehmen müssen, um dem Organismus die Erfüllung seiner Aufgaben zu ermöglichen. Das ist weithin bekannt und wir müssen hier nicht alles aufzählen, was dazugehört. Denn hier geht es um unseren Willen und wir er in dieses gigantische Regelsystem 'Organismus' eingefügt ist.

Zunächst ist klar, dass wir auch Anderes wollen können, als dem Organismus gut tut. Wir können wollen, dass wir auf Nahrung verzichten, auf Schlaf verzichten, auf warme Kleidung verzichten, auf ausreichend Bewegung verzichten. Unser Wille schert gleichsam aus dem funktionellen Ganzen des organischen Lebens in uns aus - und ist doch darauf angewiesen. Denn wir können ihn nicht auf Dauer dagegen setzen. Beispielsweise können wir dem Körper lange den Schlaf verweigern, aber irgendwann ist unser Schlafbedürfnis so groß, dass es den Willen aussetzt, der dagegen steht. Ein gesunder Wille kann erlahmen und tut dies, wenn es dem Größeren Ganzen zum Wohl gereicht. Ein gesunder

reicht. Ein gesunder Wille kann anspannen, auch lange Zeit anspannen - und dann locker lassen und ausreichend entspannen.

Der richtige Wechsel von Anspannung und Entspannung ist wesentlich für einen harmonisch entwickelten Willen, ist die Voraussetzung für dauerhaftes Wohlergehen. Das rechte Maß für diesen Wechsel herauszufinden, ist jedem Einzelnen belassen und zur Aufgabe gestellt.

Es wäre wohl eine Untersuchung wert, wie häufig wir 'willentlich' unserer Gesundheit schaden. Einfach dadurch, dass wir so oft zu viel wollen. Oder auch zu wenig. Beides ist, je nach Umständen, der Gesundheit zuwider.

Wer meint, dass er kein Problem mit seinem Willen hat und trotzdem unter gesundheitlichen Einschränkungen leidet, der möge die Frage anders stellen. Wie oft handeln wir nach eigenen Vorgaben, nach eigenem Gutdünken, nach eigenen Programmen, ohne auf unser Gefühl zu achten? Und wie sehr sind wir eingebunden in äußere Vorgaben, in anderer Leute Programme, und machen uns abhängig von deren Gutdünken. Ich bin sicher, dass wir nach kurzem Nachdenken eine erkleckliche Liste aufstellen können, die uns die Augen öffnet.

Es wird heute viel darüber diskutiert, was gesund sei. Welche Lebensmittel sind gesund, welche angeblich ungesund. Welche Verhaltensweisen sind gesund, welche sind ungesund? Über die Medien sind wir in dem, was man heute Gesundheitsbildung nennen könnte, so weit fortgeschritten wie nie zuvor in unserer Geschichte. Und gerade dabei entgeht uns, dass wir mit vermehrtem Wissen unseren Willen füttern - und unser Gefühl darben lassen. Am Ende sind wir wohl schlauer, aber nicht unbedingt gesünder als jene, die sich auf ihr (körperliches) Empfinden verlassen und dem eigenen Körper zutrauen, das Rechte zu tun. Gerade in Gesundheitsfragen können wir leicht über das gesunde Maß an Wissen hinaus geraten - und unseren Körper mit widersprüchlichen Botschaften in Verwirrung bringen. Denn jeder Gedanke löst in unserem Gefühlsleben kleine Lawinen von Empfindungen aus, die uns meist entgehen, die aber vom Körper aufgenommen und in eigener Weise interpretiert werden.

Lassen wir uns also nicht verwirren von dem, was gerade aktuell als gesund (oder ungesund) gilt. Viel wichtiger für ein gesundes 'organisches' Leben ist, dass wir mit Zuversicht und Vertrauen unserem Körper signalisieren, dass wir 'seinen Willen' respektieren.

Regulation und Entwicklung

Nachdem wir eingangs so ausgiebig über Entwicklung gesprochen haben, fragt man sich, wie sich der Regulationsgedanke mit dem Prinzip der Entwicklung verträgt. Oder anders gesagt und ganz allgemein gefragt: Wie entwickeln sich Systeme?

Nun, zunächst können wir den Regulationsaspekt von Systemen so verallgemeinern, dass wir in einem weiteren Sinn von der Stabilität von Systemen sprechen. Denn, bitte, wozu dient schließlich 'die Regulation' wenn nicht zur Aufrechterhaltung von Stabilität und Ordnung? Dafür sind Regelsysteme geschaffen, dass sie Störungen (von Ordnung und Stabilität) eliminieren, und je besser und rascher sie das tun, umso größer ist die Regulationsgüte.

Dagegen bringt Entwicklung immer etwas Neues, etwas Noch-nichtdagewesenes ins Spiel. Das tut sie selbst dort, wo es Entwicklungsprogramme gibt, die im genetischen Potenzial beschlossen sind: Aus einer Eichel wird eine Eiche, und in dem Samen der Eiche ist wieder die kommende Eiche angelegt. Angelegt ist aber nur das Potenzial, der grobe Umriss, die charakteristischen Eigenschaften, die aus einem Baum eine Eiche machen. Die neue Eiche ist aber ein unverwechselbares Individuum, das nach seinen eigenen Bedingungen heranwächst - auch wenn es anderen Eichen zum Verwechseln ähnlich sehen mag.

Solches geschieht bei jedem Lebewesen, und beim Menschen geschieht es in besonderer Weise, die uns heute mehr denn je dazu bringt, von einem *unverwechselbaren* Individuum zu sprechen.

Nun wissen wir, dass der Mensch sich nicht 'linear' entwickelt, sondern vielmehr in Entwicklungsphasen eine erstaunliche Entwicklungsbeschleunigung erfährt.

Nimmt man ein einfaches Modell zu Hilfe, so wird der Widerspruch zwischen

- Entwicklung und Wachstum einerseits und
- Stabilität und Regulation andererseits

noch deutlicher, wie die folgende Abbildung zeigt.

Wachstumskurven kann man näherungsweise als Exponentialkurven darstellen, regulierte Zustände, wie beispielsweise die Pendelbewegung, werden eher durch Sinuskurven (also durch harmonische Funktionen) angenähert. Während die regulativen Systeme durch eine 'negative Rückkopplung' ausgezeichnet sind, werden **sich entwickelnde** (wachsende oder zerfallende) Systeme durch eine 'positive Rückkopplung' beschrieben.

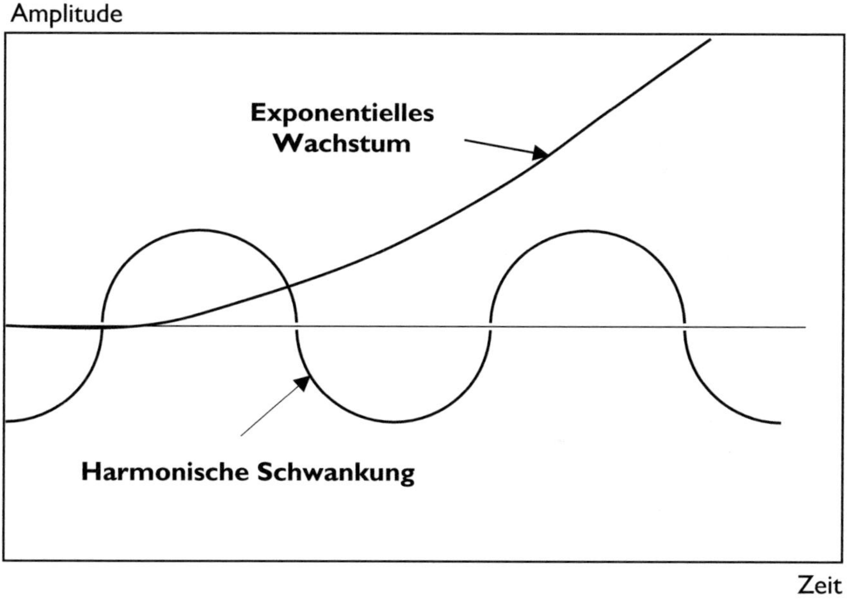

Abb. 7 Beispiele für exponentielles Wachstum und geregeltes Gleichgewicht mit sinusförmiger Schwankung

Zeiten rasanter Entwicklung - man denke beispielsweise an die ersten Lebensjahre, oder an die Pubertät - bringen notwendigerweise die Stabilität des Individuums ebenso ins Wanken, wie sie das Ordnungsgefüge des Organismus durcheinanderbringen. Ganz gleich, ob wir den biologischen Aspekt oder den psychischen Aspekt betrachten, in den Entwicklungsphasen spielen sich Krisen ab, die die Stabilität auf jedweder Ebene beeinträchtigen.

Zwischen solchen Entwicklungsphasen aber beruhigt sich der Wachstumsprozess, die Dinge kommen ins Gleichgewicht und der Mensch kann sich wieder an seinen 'neuen Ordnungszustand' gewöhnen.

Wie gesagt, hier handelt es sich um sehr einfache Modelle, die in der Natur so nicht vorkommen, aber sie machen den Gegensatz von Stabilität und Entwicklung besonders deutlich.

Natürlich gibt es auch ein Miteinander, ein Ineinandergreifen und Harmonisieren von Stabilität und Entwicklung. Sonst könnten wir keine stabile Entwicklung machen. Sonst wäre Entwicklung überhaupt unmöglich und alles, was sich verändern will, müsste ins Chaotische abstürzen. Das ist ganz sicher nicht der Fall, und so haben wir mit diesem Gegensatz oder Widerspruch in einem höheren Sinne zu leben (und leben gut damit). Denn jeder fundamentale Widerspruch trägt in sich das Wesen des Sich-Ergänzens, und Widerspruchspaare sind so harmonisch miteinander wie durchschnittliche Ehepartner - sie küssen und sie streiten sich.

Nimmt man dieses Modell ernst, dann ergeben sich daraus für die Behandlung von Krisenzuständen ernste Konsequenzen. Man kann in solchen Fällen nicht einfach auf eine möglichst gute Regulation setzen - sonst wird der Wachstumsprozess eventuell blockiert. Oder anders gesagt, was wir normalerweise als Störung empfinden, kann in einer Krise das sich ankündigende Neue sein. Das wissen wir alle aus dem täglichen Leben, wenn es darum geht, liebe und vertraute Gewohnheiten aufzugeben, damit sich eine neue Entwicklung 'Bahn brechen' kann. Das geht zumeist nicht ohne Schmerz und Tränen - Hauptsache aber, dass es überhaupt geht.

Die Behandlung von solchen Krisenzuständen ist hier nicht unser Thema, aber jeder Therapeut, der sich mit Blockaden und Blockadenzuständen befassen möchte - oder es notgedrungen muss, auch wenn er es anders nennt - sollte darüber Bescheid wissen. Sonst kann es leicht geschehen, dass er dabei mithilft, eine notwendige Entwicklung zu blockieren, weil er nach den etablierten und gewohnten Mustern 'einregulieren' möchte. Das betrifft den biologischen Aspekt genau so wie den psychischen oder sozialen Aspekt.

Bevor wir weiter über Möglichkeiten einer Regulationstherapie nachdenken, wollen wir noch zwei Konzepte kennenlernen, die in der Regulationsmedizin eine gewichtige Rolle spielten und noch heute gewinnbringend angewandt wer-

werden können. Beide Konzepte wurden etwa um die Mitte des vergangenen Jahrhunderts entwickelt und haben Wesentliches zum Verständnis der regulativen Vorgänge im Organismus beigetragen.

Da ist zum einen das 'System der Grundregulation nach Pischinger und Heine', ein vorzügliches Modell für den wissenschaftlich orientierten Mediziner mit Ganzheitscharakter - eines der wenigen holistischen Modelle der klinischen Medizin.

Da ist zum anderen die 'Thermoregulationsdiagnostik von Schwamm und Reeh', die das Strahlungsfeld des Menschen mit einem Infrarot-Gerät erfasst und auf seine regulativen Eigenschaften überprüft. Aus dem Strahlungsbild lassen sich Rückschlüsse auf blockierte Zonen - oder Störfelder - im Organismus ziehen.

Beide Konzepte dienen einerseits einer möglichst ganzheitlichen Diagnostik, andererseits einer Behandlung, die dem Regulationsgedanken Rechnung trägt.

Das System der Grundregulation

Das System der Grundregulation nach Pischinger und Heine beschreibt Regulationsvorgänge im weichen Bindegewebe, die für die Funktionsfähigkeit des Organismus existenziell sind. Berücksichtigt man das ungeheure Wissen, das wir heutzutage über die physiologischen Vorgänge im Körper besitzen, ist das Konzept der 'Grundregulation' (wie man kurz und bündig sagt) vergleichsweise einfach und übersichtlich. Umso erstaunlicher, dass es in der offiziellen Medizin so wenig Beachtung findet.

Die grundlegenden Studien zu diesem Thema wurden in Wien nach dem 2. Weltkrieg von A. Pischinger, Kellner und Perger durchgeführt ('Wiener Studie'). Später wurde es von H. Heine erweitert und gleichsam 'modernisiert'. Wir wollen hier nur einige grundlegende Gedanken über das 'Grundsystem' vorstellen und an ihnen demonstrieren, wie eine moderne Wissenschaft zu einfacheren, fachübergreifenden Konzepten kommen kann, die altes Wissen und neue Sichtweisen verbindet.

Das System der Grundregulation wird anatomisch von fundamentalen Strukturen gebildet, die jeder kennt. Zu ihnen gehören in erster Linie:

Struktur	**Bemerkungen**
Grundsubstanz nach H. Heine	Netzwerk **hochpolymerer Biozucker**
Zellen des weichen Bindegewebes	z. B. der Fibrozyt
Kapillarsystem	auch Endstrombahn genannt
Fasern des Nervensystems	z. B. das Axon
Organ- oder Parenchymzelle	Gewebe der spezialisierten Organe
Lymphgefäße	Teil des Entwässerungssystems
Extrazelluläre Flüssigkeit	Wasser in gebundener Form

Diese Strukturen sind zu einem Wirkungsgefüge oder Regelwerk zusammengefasst. Um die Bedeutung dieses 'Grundsystems' zu verstehen, stellen wir die einfache Frage: Wie gelangt Sauerstoff zu den einzelnen Organen, die unseren 'Organismus' bilden?

Nun, wir wissen, dass wir Sauerstoff über die Lunge aus der Luft aufnehmen, dass er über die Blutgefäße im Körper verteilt ... und dann zur Organzelle transportiert wird. Doch an der kritischen Stelle '...' schweigt sich die Wissenschaft meist aus, obgleich bekannt ist, dass keine Kapillare bis zur Organzelle hinführt. Der Sauerstoff muss aus seiner Bindung an die roten Blutkörperchen gelöst werden und durch die Gefäßwände der Kapillaren diffundieren ... und landet dann zuerst im Grundsystem, bevor er an die Organzelle weitergereicht wird. Dasselbe geschieht mit den Nährstoffen, die jede Zelle benötigt. Und auch mit den Abfallprodukten, die nach der Verstoffwechslung ausgeschieden werden müssen.

Also ist, wie selbst der Laie einsehen muss, das Grundsystem die übergeordnete Schaltzentrale, an der sich Wohl oder Wehe einer jeden Organzelle, eines jeden Organs und schließlich des ganzen Organismus entscheiden. Punkt. H. Heine bezeichnete das Grundsystem als 'das erste, primitivste und ursprünglichste Nervensystem'. Da es überall im Bindegewebe zu finden ist und das Bindegewebe, wie der Name sagt, eine vermittelnde Funktion im Gesamtgefüge des Organismus besitzt, ist das Grundsystem von überragender Bedeutung. Oder kurz gesagt: Wenn das Grundsystem nicht funktioniert, kann der Organismus nicht gesund sein!

Wie nun dieses System im Einzelnen funktioniert, wie es reguliert und wie es schließlich zu Fehlregulationen kommt, ist teilweise noch heute Gegenstand der Forschung. Doch wir wissen, dass wir therapeutische Maßnahmen hier ansetzen müssen, wenn wir den Organismus im Ganzen entlasten und in seine gesunde Funktionsweise zurückführen wollen.

Doch wie überprüft man die Funktionsweise des Grundsystems? Ein Testverfahren stammt von Pischinger selbst - die Elpimed-Reaktion. Sie folgt dem Reiz-Reaktions-Muster und ist als einfache Regulationsprüfung anzusehen. Man bestimmt den Ausgangswert physiologischer Parameter (beispielsweise durch Jodometrie) und injiziert beidseitig 'Elpimed', ein Gegenschock-Mittel, das von Pischinger selbst entwickelt wurde. Das ist die Provokation - anschließend wird die Reaktion des Grundsystems wieder geprüft: Das geschieht ein bzw. drei Stunden später. Aus dem Reaktionsverlauf kann man auf eventuell vorhandene Blockierungen in der Grundregulation schließen. Vor allem F. Perger hat dazu erstaunlich viel empirisches Material zusammengetragen. Weitere Einzelheiten zu diesem wichtigen Gebiet der Regulationsmedizin findet man in der Literatur (s. beispielsweise bei J. Lechner: "Herd, Regulation und Information").

Bevor wir in der Betrachtung von Regulationsverfahren fortfahren, möchten wir am Beispiel der 'Grundregulation' zeigen, wie man spezielles medizinisches Fachwissen transzendieren kann und damit einen übergeordneten Aspekt ins Blickfeld rückt, der uns aus dem winzigen Bruchteil eines Wissensgebietes hinaus ins Ganze blicken lässt - also gleichsam ein Fraktal unserer Erkenntnis bildet.

In einem Vortrag aus dem Jahr 2000 habe ich es folgendermaßen formuliert (auszugsweise):

> ... Man müsste also künftig das System der Grundregulation als ein Symbolisches verstehen, sodass man aus dem, was uns in der Physiologie und Anatomie und der Gewebsforschung usw. bekannt und geläufig ist, ein Blockadenmodell eigener Art herauslösen könnte, das die Mesenchymzelle, also die Bindegewebszelle, in den Mittelpunkt stellt - und das ist nichts anderes, als dass man den vermittelnden Anteil im Gewebe in besonderer Weise betrachtet und

ihn versteht als einen Mittler zwischen Endothel und Ektothel oder wie auch immer die modernen Fachausdrücke heißen mögen.

Es ist also im Grunde wieder ein 'Dreibein' oder ein Dreiklang, bei dem verschiedene und gegensätzliche Gewebsanteile durch ein 'älteres' Gewebe, wie man glaubt, also ein zeitgeschichtlich älteres Gewebe vermittelt werden.

Dabei ist die zeitgeschichtliche Betrachtung richtig und unrichtig, wie sie uns beispielsweise die Entwicklungsbiologen nahezubringen versuchen, denn unsere heutige Sichtweise von der Entwicklungsgeschichte des Menschen ist eben eine ... besondere und mitnichten die einzige, die man einnehmen kann.

So könnte man auch die Mesenchymzelle als eine künftig bedeutsame oder in ihrer Bedeutung erst in Zukunft erkennbare Zelle verstehen, und das ist eigentlich das Wichtige am Grundsystem. Wenn man diese vermittelnde Position der Mesenchymzelle - oder des Bindegewebes überhaupt - richtig fasst und zu fassen bekommt, so können sich daraus die Hauptzüge eines Vermittlungsmodelles oder dialektischen Modells herausschälen lassen, die es dann gestatten, auf die Besonderheiten der Blockadentheorie abzuheben einerseits, und auf die wichtigen Bestandteile des Grundsystems andererseits. Denn es ist uns völlig klar, dass sich das heutige wissenschaftliche Modell nicht dafür eignet, als symbolisch begriffen zu werden, weil es in so viele Bestandteile zerlegt wurde, und inzwischen in so viele wissenschaftliche Züge oder Details zersplittert ist, dass es nicht mehr gelingen kann, den Symbolgehalt des heute erarbeiteten wissenschaftlichen Bildes noch zu erkennen, wenn man eben nicht sich leiten lässt von einem tieferen Wissen und Erkennen im Intuitiven - und dabei das Wichtige vom Unwichtigen zu unterscheiden vermag.

Das Schlüsselwort in diesem Textauszug ist 'symbolisch'. Es bringt uns auf lange Sicht wenig, wenn unsere Kenntnisse auf jedem Fachgebiet - auch dem der Medizin - alle paar Jahre verdoppeln und dabei den Überblick ganz und gar vermissen lassen. Wir werden künftig nicht nur mehr auf die Zusammenhänge achten müssen (das ist bekannt und mit der 'Ganzheitlichen Denkweise' angestrebt), sondern auch die *Symbolik* jedweden materiellen Geschehens untersuchen. Das kann naturgemäß nicht mehr in allgemein verbindlicher Form geschehen, weil Symbole notwendigerweise ein subjektives Element enthalten. Es wird viel mehr und später zunehmend die Frage zu stellen sein: "Was bedeutet das für mich?"

Der Zustandsraum des Menschen

Der jeweilige Zustand des Menschen ist das Ergebnis einer Wechselwirkung von Innen und Außen. Man könnte auch sagen, sein Innenraum spiegelt sich im Außenraum wider. Das soll nun näher erläutert werden.

Jeder Mensch besitzt ein reichhaltiges Innenleben, sei er sich dessen nun bewusst oder nicht. Dies betrifft nicht nur sein 'körperliches Dasein', das Leben in den Zellen, Organen und Geweben. Es betrifft seine Ausdrucksweise in Gestik und Sprache, Bewegung und Handlung ebenso wie seine gesamte Wahrnehmung dessen, was ihm als 'Außen' erscheint und ihn zu gefühlsmäßigen Reaktionen und verstandesmäßigen Beurteilungen motiviert. So schafft sich der Mensch seine Realität, und jeder Mensch tut das für sich selbst.

Sein Innenleben bringt also alle die *Lebensäußerungen* hervor, die wir von Menschen kennen, seien es die einfachen Handlungen des Alltags, die sein persönliches Leben ausmachen, oder komplizierte Aktionen, um sich selbst zu verwirklichen.

Die *Wahrnehmung* von dem, was *innen* und was *außen* (von uns aus gesehen) ist, ist uns längst in Fleisch und Blut übergegangen und bestimmt unsere Identität. Diese Wahrnehmung ist die Grundlage unserer Abwehrsysteme und funktioniert auf allen wichtigen Systemebenen, vom Gesamtsystem Mensch bis hinab zur zellulären Ebene. Diese Wahrnehmung brauchen wir zur Aufrechterhaltung unserer *Identität.*

Intoxikationen verletzten diese Identität ebenso wie äußere Verletzungen - das Außen 'vermischt sich' gleichsam mit dem Innen und führen zu Identitätskrisen. Das betrifft auch die (gut gemeinte) ärztliche Therapie mit Chemotherapeutika und jegliche Art von Operationen und anderen mechanischen Eingriffen.

Nicht zuletzt betrifft es auch die allgegenwärtigen 'Zahnbehandlungen'. Deren Nutzen oder Schaden hängt ebenso vom 'Assimilieren des Außen im Innen' ab wie andere therapeutische Maßnahmen. Daher ist es illusorisch, nach *objektiv gesunden* Maßnahmen oder Therapeutika zu forschen - sie werden immer indi-

immer individuell bewertet und lösen Abwehrprobleme und (mikroskopische) *Identitätskrisen* aus - wie uns am Beispiel der Organtransplantation drastisch vor Augen geführt wird.

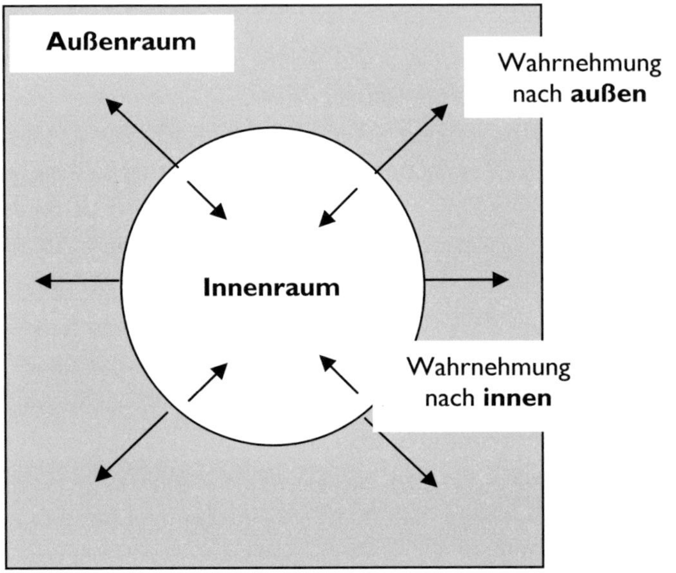

Abb. 8 Der Zustandsraum des Menschen umfasst das Innen und das Außen - das vermittelnde Element ist das Feld, das ihn umgibt.

Der Zustandsraum des Menschen umfasst also den Außenraum - die Umwelt - ebenso wie den Innenraum des Individuums, und beide sind im Grunde nicht voneinander zu trennen. Das bedeutet in der Konsequenz, dass wir bei allen therapeutischen Maßnahmen, vor allem, wenn diese invasiv sind, den Innenraum berücksichtigen und in seiner Ganzheit akzeptieren müssen, wenn wir Erfolg haben wollen. Vielfach wird dies berücksichtigt, indem man Patienten auf die bevorstehenden Maßnahmen vorbereitet und sie an den geplanten Aktionen teilhaben lässt. Auf diese Weise erweitern sie ihre Identität um das auf sie zukommende Geschehen, und der 'Verletzungsschock' wird abgeschwächt.

Wie weit wir in den Außenraum hinausreichen, hängt von unserer Wirkungssphäre ab. Wenn wir meditieren und unsere Aufmerksamkeit nach innen richten, zieht sich unsere Wirkungssphäre in uns selbst zurück und ihr äußerer Anteil wird minimal. Im Normalfall kennen wir unsere persönliche Wirkungssphäre als 'Intimsphäre' - und wir spüren deutlich, wenn in diese eingegriffen wird.

Wenn wir im Außen agieren, kann sich unsere Wirkungssphäre enorm erweitern. Beispiele dafür sind Schauspieler und Redner, aber auch Sportler und Politiker. Im Zeichen der modernen Medien hat sich diese Wirkungssphäre buchstäblich auf den ganzen Globus ausgedehnt, sie ist wahrlich global.

Wo wir wirken, ist unser Feld. Wer mag also zu sagen, wo es jeweils endet?

Das Innenleben - eine Black Box?

Unsere Wahrnehmung nach außen ist hoch spezialisiert - wir bezeichnen sie zu Recht als Sinneswahrnehmung, denn sie begründet das 'Sinnfällige' unserer Realität. Unsere Wahrnehmung nach innen ist dagegen eher geheimnisvoll und nebulös - und in der zivilisierten Welt wird sie oft vernachlässigt oder gar geleugnet. Andererseits ist gerade im vergangenen Jahrhundert das 'Innenleben' zum Gegenstand von wissenschaftlicher Forschung und medizinischer Behandlung geworden. Also ein Widerspruch? Nicht unbedingt, denn wir beschäftigen uns lieber objektiv mit dem Innenleben (Anderer), als dass wir uns der Selbst-Wahrnehmung widmeten.

Mit der Begründung der Kybernetik und der Allgemeinen Systemtheorie hat die Wissenschaft Werkzeuge entwickelt, um diesem Innen mit wissenschaftlicher Methodik zu Leibe zu rücken. Eines der einfachsten und primitivsten Modelle ist das Black Box Modell - es ist einfach und durchaus einleuchtend. Wenn wir nicht wissen, was 'drinnen' ist - weil wir die Box nicht öffnen können oder dürfen? - dann beobachtet man von außen, wie sie reagiert. Wie sie Reize oder Stimuli 'beantwortet'. Dieses Prinzip lässt sich auf mechanische Regelwerke ebenso anwenden wie auf elektrische - und lange Zeit schien der Mensch nicht mehr zu sein, als ein 'hochkomplexes mechanisch-elektrisch-chemisches Regelwerk'. Die Wissenschaft, die solches annimmt, gibt es noch heute - es ist die Biokybernetik. Und nach allem, was wir bisher gehört haben, ist es wohl über-

überflüssig, dieser Wissenschaft mehr Raum als nötig einzuräumen. Dennoch ist es nützlich, das eine oder andere 'Testverfahren' dieser Epoche kennenzulernen, wie beispielsweise den im Folgenden beschriebenen Reiz-Reaktions-Test.

Der Reiz-Reaktions-Test

Kehren wir zurück zu Fragen, die mit der praktischen Anwendung zu tun haben. Wenn wir von *Regulationsprüfung* sprechen oder sprechen hören, werden wir meist auf eine ihrer einfachsten Methoden stoßen: den Reiz-Reaktions-Test. Betrachten wir dazu ein Beispiel:

Nehmen wir an, Sie besitzen zu Hause eine Raumheizung mit Thermostat. Der Raum ist im Gleichgewicht, das heißt, Sie lesen auf Ihrem Zimmerthermometer dieselbe Temperatur ab wie am Thermostat eingestellt. Nun machen Sie kurz das Fenster auf und beobachten, wie sich die Temperatur im Zimmer verändert. Die Situation ist klar - die eingeflossene kältere Luft muss wieder erwärmt werden. Das dauert einige Zeit. Je schneller das ursprüngliche Temperaturgleichgewicht wieder hergestellt wird, umso besser ist die Klimaanlage. Man könnte also mit dieser Methode Klimaanlagen testen. Allerdings müsste man dann dafür sorgen, dass die Bedingungen bei jedem Test die gleichen sind.

Solche und ähnliche Methoden werden tatsächlich dazu benutzt, Regelsysteme auf ihre Qualität hin zu prüfen. In der folgenden Abbildung ist der zeitliche Verlauf einer Reaktionskurve für zwei Reiz-Formen dargestellt:

1. Den Impuls-Reiz
2. Den Stufen-Reiz

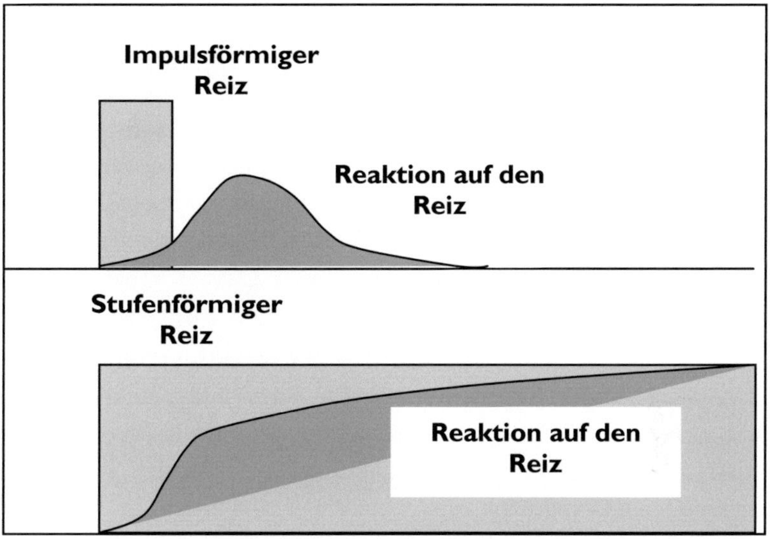

Abb. 9 Zwei Beispiele für einen Reaktionsverlauf bei
a) einem Impuls-Reiz und b) einem Stufen-Reiz.

Unser Beispiel würde also dem ersten Modell folgen: Wir lassen für kurze Zeit kalte Luft ins Zimmer strömen. Das ist der 'Reiz' oder die 'Störung' für die Klimaanlage. Diese muss nun reagieren und zusätzlich Wärme produzieren - aber nur soviel, dass die eingeströmte Kaltluft möglichst schnell erwärmt wird. Vielleicht schaltet auch für kurze Zeit ein Ventilator ein, um die Luft schneller zu durchmischen. Jedenfalls wird die 'gestörte Temperatur' nach einiger Zeit wieder auf dem vorigen Stand angelangt und die Störung damit kompensiert sein. Als Reaktion wäre hier der zusätzliche Wärmebedarf zu betrachten. Die Reaktionskurve ist dann der zeitliche Verlauf der zusätzlichen Wärmeproduktion.

Ein stufenförmiger Reiz wäre in unserem Beispiel dann realisiert, wenn wir das Fenster offen lassen. Nun ist die Störung permanent und der zusätzliche Wärmebedarf muss so geregelt werden, dass die gewünschte Temperatur ('Sollwert') erhalten bleibt. Für eine Übergangszeit wird jedes Regelsystem darum ringen, die 'Störung' oder die geänderten Bedingungen auszugleichen. Es gibt kein Regelsystem, das eine Störung sofort kompensieren kann.

Gute Regelsysteme schaffen es nicht nur schneller, sondern sie lösen die Aufgabe mit minimalem Energieaufwand. Wäre nur die erste Bedingung zu erfüllen, könnte die Heizung beispielsweise auf maximale Heizstufe schalten, um die Kaltluft möglichst schnell zu erwärmen. Das würde jedoch zu einer Übersteuerung führen - es würde erst zu warm, dann müsste der Regler die Heizleistung wieder herunterfahren, und so weiter. Würde man nur die Heizleistung minimieren, könnte man mit kleinen Wärmeschüben die Kaltluft langsam erwärmen, bis die Solltemperatur wieder erreicht ist. Doch das würde lange dauern und damit die erste Bedingung (Geschwindigkeit) verletzen.

Es ist also im konkreten Fall schwierig, gute Regelsysteme zu entwerfen, die den realen Bedingungen gerecht werden. Die Natur hat dies bei den Warmblütern in exzellenter Weise geschafft - das körpereigene Regelsystem ist noch immer ein 'Wunderwerk der Technik' - oder besser gesagt, die natürlichen Regelsysteme des Organismus erstaunen die Techniker noch immer wegen ihrer unglaublichen Komplexität und Güte. Wir könnten so etwas mit unseren heutigen technischen Mitteln immer noch nicht nachbauen.

Das körpereigene Temperaturregelsystem ist ständig im Einsatz, solange wir leben. Es hält unsere Körpertemperatur auf dem Sollwert von 37 Grad. Davon weicht es nur ab, wenn wir Fieber bekommen. Oder wenn wir schwer arbeiten. Langstreckenläufer können eine Körpertemperatur von 40 Grad erreichen, obwohl sie kein Fieber haben - doch dabei muss der Körper Schwerstarbeit verrichten - auch seine eingebaute Klimaanlage. Das ist eben der Unterschied zum Fieber. Im Fieberzustand ist die Solltemperatur verstellt und das Temperaturregelsystem versucht möglichst rasch, durch verminderte Wärmeabgabe diesen 'neuen Sollwert' einzustellen. Das ist die Phase, wenn wir Schüttelfrost bekommen. Umgekehrt verfährt es, wenn das Fieber gebrochen ist und der 'normale Sollwert' wieder eingestellt werden muss - jetzt muss verstärkt Wärme aus dem Körperinnern abgeführt werden, bis der Überschuss abgebaut ist. Das ist die Phase, wenn wir anfangen zu schwitzen, als hätten wir schwer gearbeitet. In gewisser Weise haben wir das auch, denn im Fieberzustand sind die so genannten 'Selbstheilungskräfte' (wir wissen nicht genau, was das ist!) verstärkt am Wirken.

Soviel zu den einfachen Grundlagen einer Regelung, die wir alle besitzen und die für unsere körperliche Existenz fundamental ist. Auf diese Regelung greift eine diagnostische Methode zu, die unter dem Namen 'Thermoregulationsdiagnostik' bekannt geworden ist. Darauf werden wir später noch genauer eingehen, an dieser Stelle soll nur das Prinzip dieser Methode erläutert werden.

Wollte man dieses körpereigene Temperaturregelsystem prüfen, dann könnte man ähnlich verfahren, wie wir es in unserem Beispiel beschrieben haben. Man setzt den Körper einem Kältereiz aus und misst, wie er darauf reagiert.

Bei der Thermoregulationsdiagnostik wird der Kältereiz zweimal eingesetzt:

1. Wenn sich ein Mensch entkleidet, wird ihm in kurzer Zeit ein wichtiger Teil seiner Wärmeisolation entzogen. Auf die unbekleidete Haut wirkt selbst in einem geheizten Raum die umgebende Luft wie ein Kältereiz. Dadurch wird das Temperaturregelsystem belastet, es muss nun tätig werden, um den plötzlichen Wärmeverlust auszugleichen. Es stellt sich innerhalb weniger Minuten ein neuer Gleichgewichtszustand ein, der den geänderten Bedingungen entspricht. In unserem Regelmodell (siehe Abbildung) entspricht dieser Fall dem Stufen-Reiz.
2. Nachdem dieser neue Regelzustand gemessen wurde, wird nun ein weiterer Kältereiz angewandt, beispielsweise durch Befeuchten der Unterarme mit kaltem Wasser. Obwohl dieser Reiz vergleichsweise schwach ist, wird das Temperaturregelssystem neuerdings dazu gebracht, sich mit dieser 'Störung' auseinanderzusetzen. Dieser Fall entspricht dem Impuls-Reiz. Mit einer zweiten Messung der Hauttemperatur wird die Reaktion auf diesen Reiz ermittelt und auf die Qualität der Temperaturregulation geschlossen.

Das ist, in groben Zügen, das Prinzip der Thermoregulationsdiagnostik. Es hat sich gezeigt, dass man diesem einfachen Prüfverfahren einiges über den gegenwärtigen Gesundheitszustand eines Menschen erfährt, was sich mit anderen, wesentlich komplizierteren Untersuchungsmethoden nicht erkennen lässt. Das hängt wohl damit zusammen, dass die Wärme und ihre Regulation eine wichtige Rolle bei allen Lebensprozessen spielt.

Diese Wärme ist jedoch nicht auf den Innenraum des Menschen beschränkt. Vielmehr wird sie ständig an die Umgebung abgegeben, ist wirkt also über die Körperoberfläche hinaus. Ein großer Teil der abgegebenen Wärme verlässt den

Körper in Form von Strahlung, und diese Wärmestrahlung wird mit der Strahlungsthermographie untersucht.

Strahlungsthermographie

Der Mensch weiß seit Urzeiten, dass er Wärme ausstrahlt. Lange bevor es Messgeräte gab, konnte er diese Ausstrahlung spüren. Selbst uns Menschen heute, die wir relativ unempfindlich sind, ist es möglich, die Wärme zu spüren, die ein Mensch ausstrahlt. Dabei geht das 'Wärmespektrum', das wir wahrnehmen, weit über den physikalisch messbaren Bereich hinaus. Ein herzliches Lächeln, ein freundlicher Blick, eine nette Geste sind uns ebenso vertraut wie die Körpernähe oder der Hautkontakt eines anderen Menschen.

Damit will ich sagen, dass 'w a r m' mehr ist als die statistische Bewegung von Molekülen, wie es die Physik definiert.

Wärmemessung ist eine uralte Methode. Lange bevor es Fieberthermometer gab, legte der Mensch dem Kranken die Hand auf die Stirn, um zu prüfen, ob dieser Fieber habe. Auch heute, im Zeitalter der Mess- und Regelungstechnik, hat sich der Mensch dieser Methode erinnert und Messgeräte konstruiert, mit denen er den 'Wärmezustand der Haut' registrieren kann. Inzwischen gibt es auf dem Markt kleine, billige Strahlungsthermometer, mit denen man die Wärme im Ohr messen und so genauer noch als bisher feststellen kann, ob jemand Fieber hat.

Die Entwicklung der Medizinischen Thermographie begann nach dem Krieg in Deutschland und ist mit dem Namen ERNST SCHWAMM eng verbunden. Dr. med. Ernst Schwamm war Landarzt. In einer Zeit des Wiederaufbaus waren die Mittel rar. Ein Arzt konnte nicht all die Geräte einsetzen, die heute zum Standard einer ärztlichen Praxis gehören. Er musste einfache Methoden anwenden und seiner Intuition vertrauen. Dazu gehörte die Wärmemessung mit einem Infrarot-Thermometer, die von Anfang an darauf abzielte, das den Menschen umgebende Strahlungsfeld für eine Störfeld-Diagnostik zu nützen.

Infrarotstrahlung ist unsichtbar. Man kann sie nicht sehen, aber man kann sie spüren. Die Wärmerezeptoren in der Haut eines Menschen reagieren empfindlich darauf. Der Mensch muss wissen, wann er sich einem Feuer nähert, damit er rechtzeitig darauf reagieren kann.

Die Infrarotstrahlung eines warmen Körpers ist schwach, steigt aber mit seiner Temperatur um ein Vielfaches. Je heißer ein Körper, umso intensiver wird sie. Diesen Zusammenhang hat man schon im 19. Jahrhundert erforscht.

Somit ließ sich ein Messgerät bauen, mit dem man die Infrarotstrahlung des menschlichen Körpers ermitteln konnte. Dr. Schwamm und Herr Reeh machten sich daran, ein solches Gerät zu entwickeln. 1953 bzw. 1957 erhielten sie für ihre neuartige Untersuchungsmethode internationale Patente - die *medizinische* Strahlungsthermographie nahm damit ihren Anfang.

Ihre Bahnbrechende Entdeckung betraf jedoch die 'Lebendigkeit' des Strahlungsfeldes, seine Dynamik und Variabilität. In zahlreichen Versuchen fanden Schwamm und Reeh heraus, dass es gerade diese Flexibilität des Strahlungsfeldes war, die einen gesunden Menschen auszeichnete. Auf Reize, seien es Kälteanwendungen oder neuraltherapeutische Maßnahmen, reagierte das Strahlungsfeld sofort. Der Organismus schien dem Reiz entgegenzuwirken und den gesunden Ausgleich wieder herzustellen - solange der Mensch gesund und leistungsfähig ist. Ist diese Leistungsfähigkeit aber eingeschränkt, dann zeigt sich diese Einschränkung auch darin, wie das Strahlungsfeld reagiert: überschießend vielleicht - oder kaum wahrnehmbar. Jedenfalls aber unangepasst und auffällig.

Mit dieser Entdeckung wurde die *Regulationsfähigkeit* des Organismus zum entscheidenden Kriterium einer künftigen Diagnostik - wie dies in den Patenten von 1953 bereits beschrieben war. Der Begriff der *Regulation* wurde zum zentralen Anliegen der thermographischen Untersuchungen, die seither von den darauf spezialisierten Ärzten und Therapeuten betrieben wurde, zuerst mit einem Infrarot-Fühler, später mit einer Infrarot-Kamera. Aus dieser Zeit stammt auch der Name 'Thermoregulationsdiagnostik' - und als Thermoregulationsdiagnostik wurde die Methode in den späten Siebziger und in den Achtziger Jahr landesweit bekannt.

Zur gleichen Zeit haben einige Kliniken versucht, mit der Stahlungsthermographie eine Früherkennungsmethode für Brustkrebs zu entwickeln. Dabei wurden fast ausschließlich Thermokameras eingesetzt, die ein so genanntes 'Infrarotbild der Körperoberfläche' liefern. Man hat versucht, auf diesen Infrarotbildern 'gestörte Zonen', beispielsweise über erkranktem Gewebe' zu erkennen - ohne jedoch den Regulationsaspekt zu berücksichtigen. Der Erfolg war mäßig, die Diagnostik wegen des hohen technischen Aufwandes kostspielig. In den Achtziger Jahren des vergangenen Jahrhunderts ist diese Entwicklung wieder zum Stillstand gekommen, obgleich der Bedarf nach einer unschädlichen Früherkennungsmethode nach wie vor groß ist.

Viele namhafte Ärzte und Wissenschaftler haben sich um die Weiterentwicklung der Thermoregulationsdiagnostik bemüht, von denen hier stellvertretend die Namen Dr. Schwamm, Dr. Reeh, Professor Thielemann und Primarius Bergsmann, Professor Priebe und Professor Rost genannt werden sollen. Dazu kamen dann Ende der Siebziger Jahre die wissenschaftlichen Untersuchungen am Institut für Sozial- und Arbeitsmedizin der Universität Heidelberg unter der Leitung von Frau Professor Blohmke, in denen die wissenschaftliche Grundlage der Thermoregulationsdiagnostik geschaffen wurde. Eine detaillierte Beschreibung der Methode und ihrer vielen Anwendungsmöglichkeiten findet man in der entsprechenden Literatur. Wie man diese Technik dazu einsetzen kann, Blockierungen im Energiefeld des Menschen zu erkennen, wird im Anwendungsteil dieses Buches kurz erläutert.

Schwankungen im Strahlungsfeld

Es gibt prinzipiell noch eine Form der Regulationsprüfung, die sich von dem bisherigen Reiz-Reaktions-Modell unterscheidet. Sie hat mit den Schwankungen eines Regelsystems zu tun, die es immer gibt.

Im Gleichgewicht muss das Regelsystem arbeiten, um minimale Abweichungen vom Sollwert auszugleichen. Das hat hauptsächlich damit zu tun, dass kein System von seiner Umgebung - und damit anderen Systemen -isoliert ist. Es muss sich auch mit der Umgebung ins Gleichgewicht setzen. Das gilt beispielsweise auch für unser körperliches Gleichgewicht, unsere Standfestigkeit. Wir merken meist nicht, wie der Körper ständig bemüht ist, dieses Gleichgewicht aufrecht zu halten. Auch wenn wir scheinbar ruhig stehen, gibt es ständig kleine Schwankungen, kleine Abweichungen vom Gleichgewicht, die der Körper sofort ausgleicht. Diese Schwankungen kann man mit modernen

Geräten messen. Unter Alkoholeinfluss wird dieser Regelmechanismus so deutlich behindert, dass man die Schwankungen wahrnimmt.

Man kann ganz allgemein sagen:

- ➢ Jedes Regelsystem befolgt Regelschwankungen.

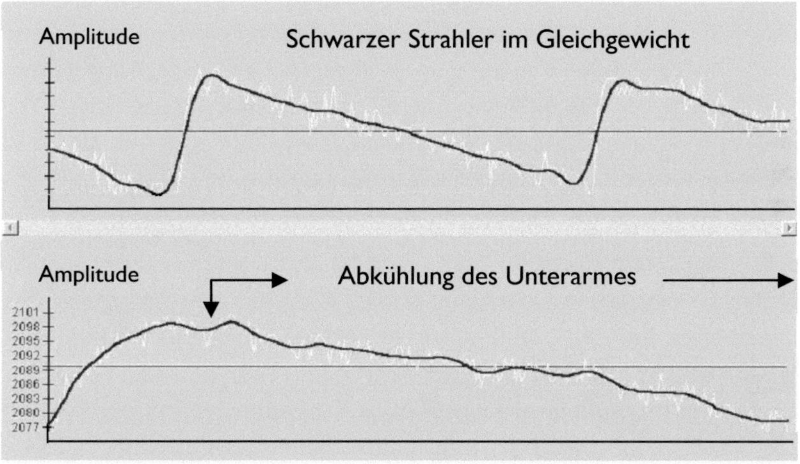

Abb. 10 Die Schwankungen eines technischen Regelsystems (oben) im Vergleich zu den Schwankungen des menschlichen Strahlungsfeldes (unten).

Je besser ein System seinen Gleichgewichtszustand zu regeln vermag, umso besser ist es als Regelsystem einzuschätzen - oder anders ausgedrückt: je kleiner die Schwankungen, um so besser die Regulation.

Das lässt sich auch auf die Temperaturregulation des Menschen und die Wärmestrahlung, die er aussendet, anwenden. Man kann die Schwankungen des Strahlungsfeldes mit empfindlichen Strahlungsthermometern messen, obgleich sie sehr klein sind.

Eine solche Messung zeigt die Abbildung 10.

In einem Versuch wurden zunächst die Schwankungen eines Schwarzen Strahlers, technisch geregelten Systems, bestimmt. Dabei handelt es sich um ein

Wärmeisoliertes Gefäß, das mit Wasser gefüllt und über einen Temperaturregler auf konstanter Temperatur gehalten ist. Im Gleichgewicht kühlt das System geringfügig ab, bis der Regler eingreift und über eine Heizung die Solltemperatur wieder herstellt. Daraus ergibt sich eine sägezahnförmige Kurve, wie sie im oberen Teil der Abbildung zu sehen ist. Die Schwankung weist eine Amplitude von ca. 0,1 Grad auf.

Danach wurde die Strahlung am Handgelenk gemessen (untere Bildhälfte). Die Regelschwankungen sind beim Gesunden außerordentlich klein, ihre Amplitude liegt in der Größenordnung von Hundertstel Grad. Daher wurde ein Kältereiz oberhalb des Handgelenkes angewandt, um das System zum Arbeiten anzuregen. Wie man sieht, nimmt die Strahlung zwar langsam ab, aber die Regelschwankungen sind immer noch so klein, dass sie kaum über das technische Rauschen des Strahlungsfühlers (helle Kurve) hinausreichen.

Wie gesagt, beim gesunden Menschen sind die Regelschwankungen im Strahlungsfeld so klein, dass wir noch immer an der technischen Messgrenze operieren, zumindest, was die praktisch einsetzbaren Strahlungsfühler betrifft. Dennoch ist die Messung der Regelschwankungen eine potente Methode, um Aussagen über die Güte eines Regelsystems zu erhalten.

Hin und wieder gelingt es, über gestörten Zonen, sozusagen im Störfeld eines erkrankten Gebietes, eine deutliche Regelschwankung zu messen. Eine solche Schwankung im Strahlungsfeld zeigt das nächste Bild.

Die Regulationsschwankung über dem Störfeld zeigt eine Periodik, zumindest während des kurzen Ausschnittes unserer Messung, die etwa 20 Sekunden dauert. In diesem Zeitabschnitt ändert sich die Amplitude des Strahlungsfeldes um (umgerechnet) 0,35 Grad. Das ist, wie gesagt, eine ausnehmend deutliche Schwankung. Über einem gesunden Gebiet finden wir in der Regel kleinere Schwankungen etwa 10 - 15 Sekunden Schwingungsdauer bei einem Hub von maximal 0,1 bis 0,2 Grad.

Die Methode der Schwankungsmessung ist noch nicht so ausgereift, dass sich damit eine zuverlässige Störfelddiagnostik betreiben ließe. Doch sollte man diese Methode mit verbesserten Strahlungsfühlern weiter erforschen.

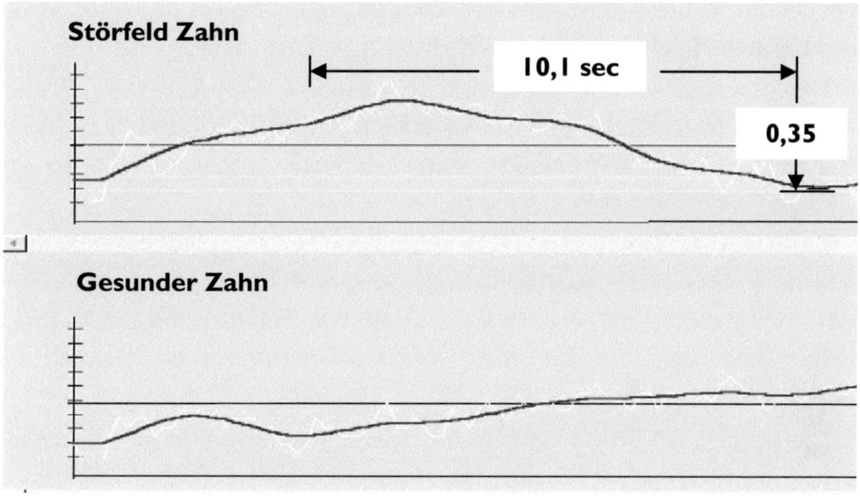

Abb. 11 Regulationsschwankungen über einer gestörten Zone (oben) und über einem gesunden Gebiet (unten). Die Schwankung weist eine Periode von ca. 20 sec auf, bei einem Hub von 0,35 Grad.

Regulative Therapiemethoden

Wer über die Art und Weise, wie Regelsysteme funktionieren, Bescheid weiß, geht mit dem Organismus anders um als der Nichtwissende. Vieles von diesem Wissen gab es früher schon, lange bevor man über Regelsysteme nachgedacht hatte. Beispielsweise wusste man, dass man einen unterkühlten Menschen, der in Gefahr stand zu erfrieren, nicht zu plötzlich in die Wärme bringen durfte, wenn man einen Kollaps vermeiden wollte. Es war daher richtig, den Unterkühlten mit Eis abzureiben, statt ihn in ein warmes Bad zu stecken.

Einige solcher regulativ wirkenden Behandlungen verdanken wir dem großartigen Naturheilkundler Pfarrer Kneipp. Ohne darüber zu theoretisieren, gelang es ihm, durch die gezielte Anwendung von Kaltwasser-Güssen und -Bädern Menschen gesund zu machen. Dass dabei mehr im Spiel war, als kaltes Wasser, nämlich eine große Herzensgüte und menschliche Wärme, ist wohl klar. Und dennoch hat er uns gezeigt, dass es wichtig ist, dem Organismus immer wieder zu einer 'gesunden Regulation' zu verhelfen.

Der Regulationsgedanke ist an sich alt - und wie jeder Schachspieler weiß, liegt er allen lebendigen 'Eigenmächtigkeiten' zugrunde. Es ist schlicht die Frage: Was kommt danach? Welchen Zug macht der Andere - in diesem Fall der Organismus - wenn ich diesen Zug mache?

Es ist also die Frage nach dem nächsten Schritt in einem Prozess, in dem ich nicht alle Figuren in der Hand habe. Und genau in dieser Position ist jeder Arzt auch - was immer er tut oder tun kann, ist nur *sein* Teil - den anderen Teil steuert der Patient bei. Und das tut er weithin unbewusst und unwillkürlich, wie jeder Operateur weiß.

Daher fragt sich der 'Regulationsmediziner' (diesen Begriff gibt es heute!) permanent, wie wohl der Organismus auf eine Maßnahme reagiere. Das Problem dabei ist - und das ist ein Unterschied zum Schachspiel - dass wir die meisten 'Züge', mit denen der Organismus reagiert, nicht sofort wahrnehmen - wenn überhaupt. Es gehört also großes Geschick dazu, den Regulationsgedanken in die Praxis umzusetzen, und dafür braucht es weit mehr Intuition und guten Willen, als ein fundiertes Wissen über Regelsysteme und ihre äußerst komplexen Reaktionsweisen.

Das Korrespondenz-Modell

Interpretation von Messwerten

Es geht hier um eine Übertragung des Systemischen Energie-Modells, das unsere ganzheitlichen Betrachtungen zugrunde liegt, auf den Menschen. Wenn wir mit dem Systemischen Energiemodell die Welt erklären wollen, können wir den Menschen nicht aussparen, das ist klar. Wir wollen aber mehr - wir wollen uns ein Bild davon machen, wo im Körper die einzelnen Ebenen besonders wirksam sind.

Unsere Arbeit mit der Strahlungsdiagnostik legte dies nahe. Und mehr noch, es hatte sich gezeigt, dass wir das Strahlungsfeld des Menschen mit den herkömmlichen medizinischen Modellen, wie sie aus der Physiologie und Anatomie bekannt sind, nur unzureichend erklären können - sie waren einerseits überspezialisiert und für die praktische Arbeit wenig geeignet, und andererseits fehlte das ganzheitliche Konzept, das wir angestrebt hatten.

Die Thermoregulationsdiagnostik verlangte, wie jede diagnostische Methode, ein Gedankenmodell, nach dem die Messwerte interpretiert werden. Zunächst erhält man ein ungefähres Abbild des Strahlungsfeldes, abhängig davon, welche Messareale erfasst werden. Bei der standardisierten Untersuchung, wie sie von Dr. Schwamm vorgegeben war, wurden 86 repräsentative Körperstellen mit dem Infrarotfühler abgetastet und die Strahlungswerte bestimmt. Bei den Heidelberger Studien wurde dieses Messschema auf 98 Areale erweitert. Damit erhält man bei jedem der Untersuchten ein Strahlungsmuster, das für ihn typisch ist.

Nun gilt es festzulegen, welche Messwerte als auffällig eingestuft werden sollen. Das macht man wie üblich, indem man für jedes Messareal einen statistischen Normwert bestimmt, ermittelt an einer genügend großen Gruppe von gesunden Probanden. Abweichungen von diesem Normwert, die über eine gewisse Schranke hinausgehen, gelten dann als auffällig - sie können zu kalt oder aber zu warm sein. Sehen wir hier davon ab, das Problematische an einem solchen Vorgehen zu diskutieren, es entspricht dem üblichen wissenschaftlichen Ritus und wird allgemein anerkannt.

Dermatome - Reflexzonen - Organdiagnostik

Damit sind wir zwar einen Schritt weiter, aber wir wissen noch nicht, was ein auffälliger Wert - sagen wir für ein Messareal am Oberbauch - zu bedeuten hat. Lange hat man geglaubt, man könne aus auffälligen Strahlungswerten auf Erkrankungen innerer Organe schließen.

Dafür gibt es zwar eine medizinische Begründung, sie beruht auf unseren Kenntnissen der **segmentalen Innervation** (den nervlichen Verbindungen, die zwischen Hautsegmenten und inneren Organen bestehen). Diese Verbindungen sind, wie gesagt, von der Anatomie her gut bekannt. Danach lässt sich die Körperoberfläche in Abschnitte einteilen - die sogenannten *Dermatome* - die jeweils einem Organ zuzuordnen sind. Das Konzept schien einleuchtend, doch es hat sich nicht bewährt. Es gibt sie wohl, die Dermatome, doch sie tun uns nicht den Gefallen, in eindeutiger Weise den Gesundheitszustand von Organen widerzuspiegeln. Man kann nur in Sonderfällen auf den bekannten Hautsegmenten deutliche Einflüsse einer Organerkrankung feststellen, beispielsweise beim Herpes Zoster. Doch solche eindeutigen Phänomene sind die Ausnahme, nicht die Regel. **Daher war und ist eine Organdiagnostik via Hautmessungen undurchführbar**. Sie erfüllt einfach nicht die Prüf-Kriterien, die an eine diagnostische Methode zu stellen sind.

Alternative energetische Modelle

Damit blieb die Frage zunächst offen, welche Bedeutung die Messwerte der Thermoregulationsdiagnostik haben. Man suchte wohl nach alternativen Wegen der Deutung. So bot sich beispielsweise an, das Meridianbild der Traditionellen Chinesischen Medizin, das wir von der klassischen Akupunkturlehre her kennen, zur Interpretation der Messergebnisse heranzuziehen. Das schien insofern angemessen, als die Meridiandiagnostik wie die Strahlungsmessung auf einem energetischen Konzept basiert - bei der Akupunktur ist es das traditionelle *Chi*, für das es in unserer westlichen Wissenschaft keine Entsprechung gibt. Bei der Strahlungsmessung werden, wie schon erwähnt, Energieströme gemessen, die möglicherweise ebenso wie das CHI eine biologische Qualität besitzen.

Die Interpretation der Strahlungsmuster nach dem Vorbild des Meridian-Modells ist durchaus möglich und liefert dem Kenner der Akupunkturlehre in manchen Fällen Hinweise, die brauchbar sind. Darauf soll hier nicht weiter eingegangen werden. Stattdessen wollen wir noch ein anderes Konzept vorstellen, das mit dem Blockaden-Modell in Einklang steht.

Das Systemische Energiemodell

Erinnern wir uns, dass wir mit dem Begriff 'Blockade' durchaus eine 'blockierte Energie' - genau: einen blockierten Energiefluss - verbinden können (wir müssen es aber nicht!). So jedenfalls haben wir das Blockaden-Modell zunächst verstanden und waren damit im Einklang mit anderen Schulen, die ebenfalls von *blockierten* Energien handelten - beispielsweise die Bioenergetik nach Wilhelm Reich und Alexander Loewen.

Energie ist nicht einfach Energie, sie hat nach dem Systemischen Modell (siehe Kapitel 2) unterschiedliche Qualitäten: Beispielsweise könnte es sich um emotionale Energieströme handeln, wenn wir es mit der Emotionalebene zu tun haben. Doch wo finden wir die Emotionalebene, wenn wir eine Strahlungsmessung am Menschen machen? Wo würden sich die anderen Ebenen des Systemischen Modells darstellen?

In diesem Schema spielen die Extremitäten, also unsere Arme und Beine, eine besondere Rolle. Hätten wir sie nicht, dann wäre der Körper wie ein Regenwurm gleichmäßig in Segmente gegliedert.

Im **Korrespondenz-Modell** haben wir die Energie-Ebenen des Systemischen Modells auf die Körperoberfläche projiziert (siehe Abbildung 12) und auf diese Weise ein einleuchtendes Schema gefunden, das in vielen Fällen eine brauchbare Interpretation der Strahlungsmuster ermöglichte. Von hier aus schlagen wir die Brücke zum Blockadenmodell, indem wir annehmen, dass Auffälligkeiten im Strahlungsmuster auf Blockierungen im Energiefeld des Körpers beruhen. Diese wiederum korrespondieren nach dem *Systemischen Modell* mit anderen Energiequalitäten, die sich bis in den psychologischen bzw. spirituellen Bereich des Menschseins erstrecken.

Wir ließen uns bei der in Frage stehenden Zuordnung der Systemebenen zu den Hautsegmenten von dem medizinischen Wissen über die *Segmentale Innervation der Haut* leiten - und von unserem angestammten Körperempfinden, das jeder Mensch besitzt.

Die Segmentale Innervation geht von vier Abschnitten aus, die bekannt sind:

- Den Zervikalen oder Kopfsegmenten (C1 bis C8)
- Den Thorakalen oder Brustsegmenten (D1 bis D12)
- Den Lumbalen oder Lendensegmenten (L1 bis L5)
- Den sakralen oder Beckensegmenten (S1 bis S2)

An der Schnittstelle zervikalen und thorakalen Segmenten sind nun die Arme angesetzt - man könnte auch sagen, die Segmente sind in die Arme gleichsam ausgewandert. Daher besitzen die Arme beides, sowohl zervikale Segmente (auf der Oberseite) als auch thorakale Segmente (auf der Unterseite). Dafür gibt es auf dem Rumpf einen 'Sprung' in der segmentalen Reihenfolge - das sind eben die 'fehlenden' Segmente, die sich auf den Armen befinden. Diese Sprungstelle nennt man Hiatus-Linie. Wir nehmen sie zum Anlass (mehr nicht), an dieser Stelle den Übergang von einer Ebene in die andere Ebene festzumachen - hier also den Übergang von der Unteren Mentalebene (etwa C8 nach D1) zur Oberen Emotionalebene.

Eine entsprechende Hiatuslinie gibt es im Bereich der Hüften, wo wir unsere Beine aus dem Körper strecken. Hier ist der Übergang von den thorakalen zu den lumbalen Segmenten zu finden (D12 nach L1). Wir legen an diese Trennlinie den Übergang von der Unteren Emotionalebene zur Vegetativen Ebene.

Für den Übergang von der Oberen zur Unteren Emotionalebene nehmen wir die Trennung bei etwa der Hälfte der thorakalen Segmente vor.

Die Vegetative Ebene ist von der Physischen Ebene - im Unterschied zu allen anderen Ebenen - extrem vage. Wir haben nun noch die Wahl, den Übergang von den lumbalen zu den sakralen Segmenten zu nehmen und weisen Letztere der Physischen Ebene zu. Wir haben allerdings in der Vergangenheit von dieser Interpretation nur selten Gebrauch gemacht, da wir hier keine Strahlungsmessungen vorgenommen haben. Daher möchte ich diese Zuordnung nicht weiter kommentieren.

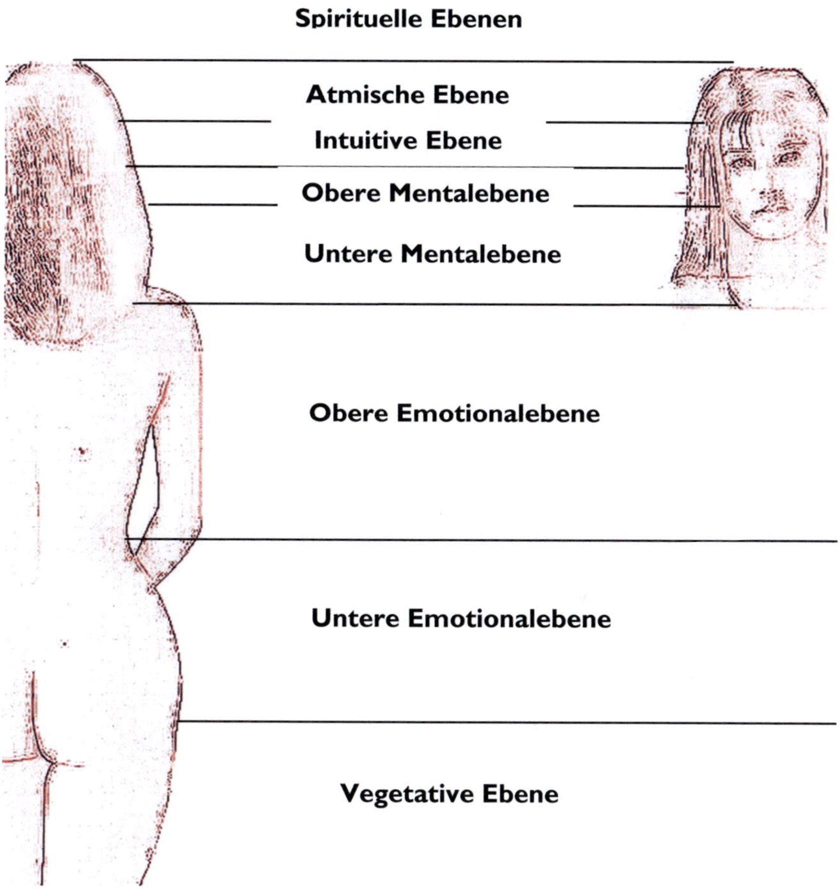

Abb. 12 Die oberen Energie-Ebenen des Systemischen Modells projizieren wir auf den Kopf- und Halsbereich, die unteren Ebenen auf den Rumpf.

Es bleiben nun noch drei Übergänge festzulegen:

Der Übergang von der Oberen Mentalebene zur Unteren Mentalebene - hier lassen wir uns von einem anschaulichen anatomischen Faktum leiten, das jeder kennt: dem Kiefergelenk.

- Der Oberkiefer einschließlich der Kieferhöhlen ist feststehend, wir ordnen ihm die Obere Mentalebene zu. Damit haben wir unsere (festen) Glaubenssätze, Überzeugungen und Grundannahmen in einem Körperbereich untergebracht, der für das Sprechen, Kauen und Atmen eine ähnlich 'feste Grundlage' bildet.
- Der Unterkiefer einschließlich des Halses ist beweglich, seine Bedeutung für die Sprachbildung, das Kauen und Atmen sind bekannt. Wenn wir ihm die Untere Mentalebene zuweisen, bleiben wir innerhalb unseres Schemas konsequent und haben einige plausible Argumente, warum wir hier unser 'mentales Rüstzeug' zur Geltung bringen möchten

Die Intuitive Ebene legen wir in einen Körperbereich, in dem die Augen als Organe und das Sehen als eine der wichtigsten Sinnesfunktionen zu Hause sind - also um und oberhalb des Auges. Da wir nicht leugnen, auch von einem 'Dritten Auge' gehört zu haben, wollen wir diese (fiktive) Stelle auf der Stirnmitte noch mit einbeziehen. Damit haben wir alles, was mit Sehen, Sichtweise, Einsicht und Weitsicht, Klarsicht und Durchblick, aber auch mit Imagination und Vorstellungskraft und so weiter ... zu tun hat, dem physischen Bereich zugewiesen, in den unser Körperempfinden uns hinführt.

Bleibt noch die Atmische Ebene, die viel mit Willen und Wollen, mit Lenken und Steuern, mit Durchsetzen und Standhalten und so weiter zu tun hat. Nun, dafür haben wir nur noch die Kopfdecke zur Verfügung, also den obersten Bereich unserer Körperwahrnehmung.

Als Letztes soll noch erwähnt werden, dass Systemebenen in biologischen Systemen niemals abgeschlossen sein können. Daher müssen wir annehmen, dass es noch weitere Systemebenen gibt, die wir aber in unserem Modell nicht berücksichtigen wollen. Da sie sich 'nach oben' erstrecken, nennen wir sie 'spirituelle Ebenen' und lassen offen, was sie bedeuten mögen. Wir haben, wie gesagt, davon keinen Gebrauch gemacht und erwähnen es nur der Vollständigkeit halber.

Einen Beweis für diese **Zuordnung von Systemebenen zu Reflexzonen der Körperoberfläche** (*Korrespondenz-Modell*) können wir natürlich nicht geben, wollen wir auch nicht. Es ist ein hypothetisches Modell, das nur so viel Wahrheitsgehalt hat, wie wir ihm in unserer Arbeit zubilligen wollen. Das hängt also von jedem Einzelnen ab. Allerdings möchte ich nach fast zwanzigjähriger Erfahrung mit diesem einfachen Bild behaupten, dass es mit zum Besten gehört, was ich an Modellen und Schemata bisher kennengelernt habe, und das waren nicht wenige. Wir können es also guten Gewissens zum Gebrauch empfehlen, dagegen ist es als Streitobjekt völlig untauglich. Es lässt Jedem die Freiheit, sich für ein anderes Modell zu entscheiden oder, falls er ein anderes Modell verwendet, dieses weiter zu benutzen, wenn es sich in der Praxis bewährt hat.

Nun brauchen wir noch eine Sprachregelung, damit wir uns nicht missverstehen, wenn wir von Energie-Ebenen im Zusammenhang mit dem Strahlungsfeld sprechen. Dazu merken wir uns zwei Aussagen, von denen wir beim Korrespondenz-Modell ausgehen.

1. Beim Gesunden sind die Energiequalitäten unauflösbar miteinander vermischt und es macht keinen Sinn, einer Körperpartie, beispielsweise dem Oberbauch, eine bestimmte Energiequalität zuzuordnen.
2. Ist die Energie aber blockiert, haben wir es also mit Blockaden zu tun, so können wir versuchsweise annehmen, dass sie eine bestimmte Energiequalität aufweisen, je nachdem, wo sie im Körper oder Strahlungsfeld zur Wirkung kommen.

Kurz gesagt, das **Korrespondenz-Modell gilt nur für Blockaden**.

Betrachten wir ein Beispiel, das vermutlich jeder kennt. Herr Möller ärgert sich über seinen Chef. Er tut dies öfter, und er darf es nicht zeigen. Nur zu Hause oder gegenüber Freunden kann er sich hin und wieder Luft machen, falls ihm noch jemand zuhört. Das geschieht immer seltener. Und immer öfter stellt er fest, dass ihm 'die Galle hochkommt'!

Permanenter Ärger darf wohl als ein Gefühl, eine Emotion verstanden werden, die wir uns bewusst machen können. Im Blockadenbild haben wir es also mit Blockaden auf der *Emotionalebene* zu tun, die sich dort immer wieder bilden und aufladen. Sie sind die *energetischen Matrizen* für die körperlichen Beschwerden, die wir einesteils als Empfindungen registrieren - gestauter Gallefluss - und andererseits mit medizinischen Methoden diagnostizieren können, wenn wir eine Laboruntersuchung vornehmen.

Im Strahlungsbild würden wir also auffällige Messwerte ungefähr dort erwarten, wo es drückt und sticht - über dem Oberbauch. Damit sind wir im Einklang mit dem Korrespondenz-Modell, das ja 'emotionale Blockaden' (genauer: Blockierungen im Bereich der Emotionalebene) dem Bereich zwischen dem Schlüsselbein und dem Schambein zuweist. Wäre noch zu fragen, ob es sich um Blockaden der Oberen oder der Unteren Emotionalebene handelt.

Die 'Trennlinie' zwischen diesen beiden Unterebenen (der Emotionalebene) - der Begriff 'Linie' ist hier unscharf gemeint - wird durch das Zwerchfell gebildet. Das Zwerchfell trennt, organisch gesehen, den Brustraum vom Bauchraum und ist eine bedeutsame anatomische Struktur.

Der Übergang von der Unteren zur Oberen Emotionalebene ist ein ebenso wichtiges Strukturmerkmal, das einen Sprung in den Energiequalitäten bezeichnet. Daher haben wir dieser 'Grenzfläche' den Charakter einer Barriere zugebilligt. Das werden wir später noch eingehender besprechen, hier genügt es, wenn wir uns klar machen, dass Blockaden nicht ohne eine deutliche Änderung ihrer Qualität von der Unteren zur Oberen Emotionalebene gelangen können.

Es gibt noch andere plausible Erklärungen dafür, dass wir es hier mit einer der hauptsächlichen Barrieren zu tun haben. So mancher mag das Gefühl kennen, einen aufgeblähten Bauch zu bekommen, wenn er andauernd Gefühle am Aufsteigen hindern will. Und jeder kann leicht feststellen, dass das Zwerchfell verspannt, wenn wir einen starken Gefühlsandrang 'von unten' zurückhalten - also willentlich blockieren - müssen, weil es die Umstände nicht zulassen, diesen Gefühlen 'freien Lauf zu lassen'. Ein verspanntes Zwerchfell wiederum beeinträchtigt die Atmung, wir atmen nur noch flach und bremsen damit unsere Lebendigkeit - was ja unserer Absicht entspricht, wenn 'Lebendigkeit' Formen annimmt, die unserem sozialen Umfeld nicht gefallen.

Es ließe sich noch vieles über das Korrespondenz-Modell sagen, doch dafür ist hier nicht der Raum. Daher mögen zwei weitere Beispiele genügen.

Nehmen wir an, Herr Möller ärgert sich nicht, sondern er gerät in einen 'gerechten Zorn', weil er sich *ungerecht* behandelt fühlt. Er erregt sich, bis das Herz zum Halse schlägt und die Zornesader an der Schläfe schwillt. Was in etwa bedeutet, dass er sich trotz allem noch beherrscht.

Hier finden wir zwei weitere Stauzonen.

- Zum einen die Barriere zwischen der Oberen Emotionalebene und der Unteren Mentalebene. Unser Mann möchte einen klaren Kopf behalten und setzt den aufsteigenden Gefühlswallungen rationale Argumente entgegen - das heißt, er benimmt sich (hoffentlich) zivilisiert.
- Zum anderen die Barriere zwischen der Intuitiven Ebene und der Atmischen Ebene. Er setzt, um nicht die Kontrolle über sich selbst zu verlieren, seinen *Willen* ein und drängt das Gefühlschaos zurück. Also blockiert er unterhalb der 'Willensebene' (vereinfacht gesagt) andrängende Blockaden, die sich symptomatisch an der 'Schlagader' der Schläfe zu erkennen geben.

Ein weiteres Beispiel. Nehmen wir an, dass Herr Möller über längere Zeit unter diesen 'fatalen' Umständen leidet und sie nicht lösen kann. Erstens, weil er seinen Chef nicht ändern kann, auch wenn er es gerne möchte. Zweitens, weil er sich nicht einen anderen Arbeitsplatz sucht, sondern in dieser Misere ausharrt. Nehmen wir ferner an, dass er nach einiger Zeit Schmerzen im Oberkiefer spürt und bei seinem Zahnarzt erfährt, dass sein Gebiss mal wieder einer Reparatur bedarf. Es könnte noch schlimmer kommen, wenn die Kieferhöhlen in Mitleidenschaft gezogen werden. Und so fort, wir wollen es nicht überdramatisieren.

Ein Blick auf das Korrespondenz-Modell sagt uns, und die Strahlungswerte bestätigen es möglicherweise, dass wir es nun mit *Blockaden der Oberen Mentalebene* zu tun haben. Das ist eine der wichtigsten Fokus-Zonen, wie nicht nur die Zahnärzte und HNO-Ärzte bestätigen können. Auch unsere Untersuchungen an 'gesunden Personen' weisen diesen Bereich auffallend häufig als Problemzone aus. Kaum eine Messung, die nicht im Bereich der Kieferhöhlen und des Oberkiefers auffällige Werte offen legt. Wie ist das zu verstehen?

Nun, wir haben bereits erklärt, dass die Obere Mentalebene als Qualität die '*Glaubenssätze, Überzeugungen und Grundannahmen*' umfasst, die unserem logischen Denken zugrunde liegen. Als solche sind sie fast ausschließlich imma-

immanent. Wir sind einfach nicht in der Lage, uns die Grundannahmen bewusst zu machen, die unserem Denken und Argumentieren zugrunde liegen.

In unserem Beispiel könnte Herr Müller sich bewusst machen, dass ein Chef auch nur ein Mensch ist, der sich irren kann. Er könnte ihm sogar zubilligen, dass er in seiner Position überfordert und gar nicht in der Lage ist, seine Fehler in der Behandlung seiner Angestellten zu sehen. Er könnte sich auch bewusst machen, dass er hin und wieder seine Meinung äußern darf und muss, wenn er mit sich im Einklang bleiben will. Er könnte sich auch klar machen, dass er einfach mit 'diesem' Menschen nicht harmonisieren kann - und es auch nicht muss. Er könnte vielleicht erkennen, dass sein Chef ihn unter Druck setzt, weil er selbst seine Entwicklung in eine andere Richtung lenken möchte und dafür einen Stellenwechsel braucht. Es gibt so viele Möglichkeiten, wie es Menschen gibt, und noch weit mehr.

Wer sich ein genaueres Bild über die Bedeutung der 'Glaubensebene' (damit ist nicht der 'religiöse Glaube' gemeint, aber er ist auch nicht ausgeschlossen), dem empfehlen wir das SETH-Buch von Jane Roberts "Die Natur der persönlichen Realität" zur Lektüre. Dieses Buch handelt von nichts anderem als eben diesen immanenten Glaubenssätzen - und es werden viele konstruktive Vorschläge gemacht, wie man sie so ändern kann, dass sich die zugehörigen Blockierungen auflösen - und damit auch die Beschwerden verschwinden, unter denen wir sonst erheblich leiden könnten.

Damit haben wir nun die Brücke geschlagen, wie wir mit den 'Fehlsteuerungen' in unserem Leben umgehen oder besser: wie wir sie beheben können. Dazu wollen wir noch einige grundsätzliche Bemerkungen machen und uns mit Therapiemethoden befassen, die unsere Regulationssysteme wieder in Ordnung bringen.

Einige grundlegende Widersprüche

Das Problem der Synchronizität

Der Ausgleich zwischen den Ebenen erfordert ein hohes Maß an *Synchronizität* zwischen den Ereignissen, die auf jeder Ebene stattfinden. Diese Synchronizität nennen wir Zeit, weil sie ein scheinbar geordnetes messbares System von Erscheinungsbildern hervorruft, die in uns einen ähnlich objektiven Eindruck hervorrufen wie der Raum. Räumliche und zeitliche Erfahrung sind nichts anderes als die Ausdrucksformen einer Abfolge von Ereignissen, die sich im Materiellen abspielen und ein Ordnungsmuster offenbaren, das sich scheinbar nur stetig verändern kann.

Die Dynamik der Ereignisse legt also nahe, dass Ordnung sich in Ordnung verwandelt, und Chaos wie ein Abgrund erscheint, den die Ordnung sicher zu überbrücken vermag.

Leben in Raum und Zeit

Warum sagen wir dies an dieser Stelle? Um den absoluten Charakter, den die Wissenschaft der Zeit zubilligt - mit Ausnahme der Relativitätstheorie von A. Einstein, doch diese spielt in normalen Systemen, und zumal im Alltag, keine Rolle - einmal mehr zu entlarven und Zeit als das zu sehen, was sie in 'Wirklichkeit' ist: ein *Denkmodell* für subjektive Abfolgen, mit dem wir Ereignissen eine Ordnung verleihen. Diese (Kunst-) Zeit erscheint uns dann als unabhängig von uns, also als objektiv, und darüber vergessen wir den relativen Charakter, den Zeit nun einmal hat, und den subjektiven ebenso. Wir vergessen auch, dass wir selbst diese Ordnung gewählt haben, und mit uns all die anderen Menschen, die mit uns einen ähnlichen Kulturrahmen teilen und unser System von Ordnung anerkennen.

Der Absolutheitsanspruch der Zeit löst sich daher auf den höheren Ebenen ebenso auf wie der scheinbar objektive *räumliche Aspekt*, der der Materie zu eigen ist oder zu eigen scheint. *Gefühle und Gedanken* haben durchaus ihre eigenen Zeitmuster, und diese sind noch verschieden voneinander, und daher ihren eigenen Ordnungsgrad.

Wir erleben diese unterschiedlichen Zeitmuster in Zuständen intensiven Fühlens anders als in solchen intensiven Denkens. Jeder weiß aus eigener Erfahrung, dass dabei die Zeit, die unsere Uhren anzeigen, keine große Rolle mehr spielt oder spielen braucht.

Zeit und Raum als solche sind also gleichsam Modelle oder Begrifflichkeiten, denen wir in unserer modernen Weltanschauung einen hohen Stellenwert einräumen. Diese ergeben sich wohl aus der modernen Weltauffassung, dass unser Universum von Grund auf ein materielles sei. Das zumindest ist der Denkansatz der modernen Naturwissenschaft, und deren Anschauungsweise hat sich im vergangenen Jahrhundert zu einer in der westlichen Zivilisation allgemein anerkannten entwickelt. Sie wird auch heute noch popularisiert, und dies geschieht durch die moderne Medienkultur mit zunehmender Intensität und wachsender Geschwindigkeit.

Nach unserer Auffassung muss diese einseitige Betrachtung von Raum und Zeit als den alleinig maßgebenden Ordnungsparametern wesentlich eingeschränkt werden, wenn wir zu einer ganzheitlichen Weltanschauung zurückkehren wollen.

Niemand vermag nun zu sagen, ob die Welt auch ohne Zeit auskommen könnte. Wir wissen aber, dass 'Zeitlosigkeit' oder 'Ewigkeit' - was übrigens dasselbe ist - ein Aspekt ist, den wir mit dem Paradies (und damit einem Zustand höchster Glückseligkeit) in Verbindung bringen. Daher steht zu vermuten, dass die Aspekte von Raum und Zeit für unseren Zustand der Unvollkommenheit, den wir auch Krankheit nennen, mitverantwortlich sind.

Dafür seien nur zwei Beispiele genannt, die für unsere westliche Zivilisation bezeichnend sein dürften: Die **Enge** unserer Lebensverhältnisse in einer Massengesellschaft - und das bezieht sich mehr auf unsere Freiräume als auf die bewohnbaren Räume - und die **Hektik** einer durchorganisierten Zeit-Welt.

So ist Raum-Welt für uns geprägt durch das Dahintreiben in Entfernungen, das dem Gefängnis des Eingebundenseins zu trotzen versucht. Und es ist die

Zeit-Welt geprägt durch die Ordnungssucht eines gezähnten Getriebes, das alles und jeden zu erfassen sucht oder droht, ganz wie man es sehen will.

Eine jegliche Entwicklung, sei es die des Einzelnen oder die einer Gemeinschaft, ist eingebunden in diese Verhältnisse, die wir alle kennen: in Raum und Zeit, wie sie sich zu dieser Zeit, in der wir leben, gerade gestalten. Und dieses gestalterische Element ist auf einer Ebene verankert, die sich unserem Planen, Denken und Wollen ebenso entzieht wie unserem Fühlen und Vorstellen. So gesehen müssen wir mit den Verhältnissen vorlieb nehmen, die wir tagtäglich in unserer Umgebung ebenso vorfinden wie in unserem Inneren. Das sei vorausgeschickt, um dem Folgenden einen größeren (systemischen) Rahmen zu geben.

Psyche und Soma

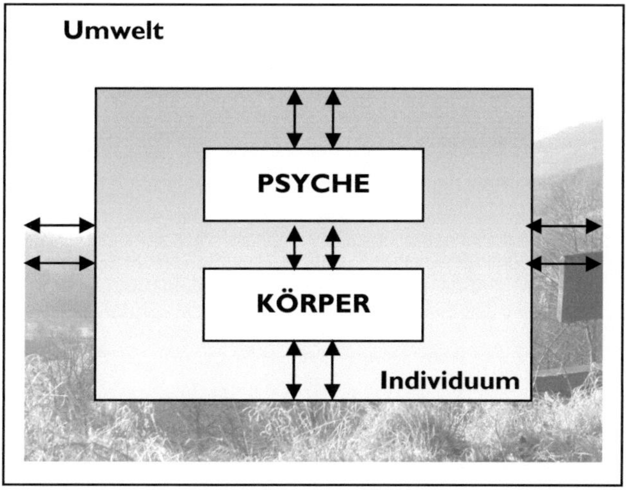

Abb. 13 Das Wirkungsgefüge von Körper (Soma) und Psyche eines Individuums, ihre Beziehung zueinander und beider Beziehung zu der Umwelt, der sie gerade ausgesetzt sind.

Nachdem wir über die einzelnen Ebenen gehört haben, die in unserer *Entwicklung* - und das heißt hier: Entfaltung der inneren Kräfte in die uns gegebenen

Möglichkeiten hinein - von Bedeutung sind, erscheint es überflüssig, über Psyche oder Psychosomatisches nachzudenken. Andererseits sind diese Begriffe so üblich geworden, dass wir dazu Stellung beziehen möchten. Denn die Frage scheint berechtigt, ob wir mit Psyche etwa die Intellektuelle Ebene oder die Intuitive Ebene oder beides zusammen meinen, vielleicht sogar alle Ebenen mit Ausnahme der körperlichen.

Nun, hier begegnen wir einem Problem, das heutzutage öfter auftritt, als wir es merken. Wir haben es mit unterschiedlichen Modellen oder Anschauungen zu tun. Unser *Systemisches Modell* ist ein eigenständiges Modell, es ist ebenso eigenständig wie das *Körper-Seele-Geist-Modell* oder das *Psychosomatische Modell.* Jedes dieser Modelle beruht auf einer Sichtweise, die in ihm eingewoben ist. Jedes dieser Modelle hat seinen eigenen Anwendungsbereich und seine Begrenzungen. Und jedes Modell hat seine Vorteile und Nachteile. Insofern sind sie nicht vergleichbar, sondern allenfalls analog zu setzen. Das soll im folgenden Beispiel anschaulich gemacht werden.

Beispiele für systemische Zusammenhänge

Wir haben gesehen, dass Entwicklungsprozesse auf den verschiedenen Ebenen nach ihren eigenen Mustern ablaufen, und die Wirkung der *Entwicklung* auf der einen Ebene auf einer anderen Ebene als 'Störung' auftreten kann.

Machen wir dazu ein Beispiel:

Bei der Ausbildung unserer intellektuellen Fähigkeiten durch Lernen von Fakten und deren Zusammenhänge werden in uns Empfindungen wachgerufen, die mit unserer Sinneswahrnehmung im Widerspruch stehen kann. Wir lesen beispielsweise ein Drama - oder sehen einen Film - mit traurig bedrückendem Inhalt. Dabei liegen wir bequem auf der Couch inmitten von Freunden, denen es ebenso gut geht wie uns. Wir können dabei gemütlich Tee trinken, Gebäck knabbern, während die Helden unserer Handlung gerade vor Hunger und Elend zugrunde gehen. Nun hängt es von uns selbst ab, wie stark wir unsere Aufmerksamkeit fesseln lassen, die Welt um uns vergessen, und unseren Gefühlen 'freien Lauf lassen', d. h. von unserer Wahrnehmung der 'äußeren' Wirklichkeit abkoppeln und der 'inneren Wirklichkeit' zuwenden, die sich durch den Inhalt des Dramas 'synchron' in uns abspielt.

Wir begegnen in unserem Leben ständig solchen Widersprüchen, die durch die *Gegensätze von Innen (Körper + Psyche) und Außen (Körper + Umwelt)* geschaffen werden (siehe Abbildung 13).

Diese Gegensätze empfinden wir um so mehr als konfliktträchtig, je stärker die Ereignisse (von außen) oder Empfindungen (von innen) auf uns einwirken und uns in Anspruch nehmen. Daher ist es völlig natürlich, wenn wir ständig mit dem Problem konfrontiert werden, die Synchronizität dieser Ereignisse herzustellen und zumindest in unserem Bewusstsein eine Verknüpfung zu schaffen, die wir als 'Erklärung' der Wirklichkeit akzeptieren können.

Diese Probleme werden nun dadurch verschärft, dass auf jeder Ebene Energien zur Wirkung kommen, die *nicht synchron* auftreten, sondern bereits 'anharmonisch' in Erscheinung treten. (Diese Formen von Energie nennen wir oft 'störend', 'schlecht' oder gar 'böse', weil sie unser mühsam errichtetes Gefüge von Synchronizität bedrohen.)

Viele dieser *Energieströme* werden heute noch wenig verstanden, weil wir ihre Ursachen ebenso wenig erfassen können wie ihre Bedeutung. Ein einfaches Beispiel für Energiezuflüsse auf der *Physisch-Vegetativen Ebene* sind die Grippeviren, die ganze Epidemien auslösen können, ein weiteres die Radioaktivität, die scheinbar zufällig aus natürlichen oder (zunehmend auch) aus künstlichen Quellen gespeist wird und das atomare Gefüge unseres Körpers bedroht.

Andere Quellen für mögliche Störungen liegen in unseren körperlichen Bedürfnissen, die aus der Abhängigkeit unseres 'individuellen' Organismus von der Umwelt stammen. Wir alle sind auf Luft- und Nahrungszufuhr angewiesen und kennen die Folgen, wenn hier Störungen auftreten. Unser Körper benötigt für seine optimale Funktion Energie, die er von 'außen' beziehen muss - viel mehr Energie, als wir heute wissen bzw. akzeptieren. Wir brauchen nämlich nicht nur die - physikalisch messbare - Energie, die aus der Verbrennung von Nahrung stammt, sondern auch noch 'Lebensenergie', die für die 'Lebendigkeit' (oder Vitalität) aller unserer Zellen und Organe sorgt.

Diese Energie ist heute noch nicht messbar und wird daher von der Naturwissenschaft als nicht-existent geleugnet, obwohl jeder täglich spürt, dass er auf Lebensenergie angewiesen ist, um seine 'Vitalität' aufrechtzuerhalten.

Lebensenergie stammt weniger aus der Nahrung, als vielmehr aus der Umwelt. Sie umgibt uns wie eine unsichtbare Strahlung oder wie die unsichtbaren Fernsehwellen, an deren Existenz heute niemand mehr zweifelt. Man hat ihr daher auch den Namen 'Äther' gegeben, um die 'All-Gegenwärtigkeit' dieser Energie deutlich zu machen.

Woher aber stammt diese Energie? Nun, wir wissen, dass alles Leben auf Sonnenlicht angewiesen ist. Ohne Sonnenlicht gäbe es keine Pflanzen, ohne Pflanzen weder Tier noch Mensch. Wir können daher vermuten, dass bei der Schaffung von Lebensenergie die Sonne wie die Pflanzen eine wichtige Rolle spielen.

Unsere natürliche Abhängigkeiten

Wir haben also offenbar auch *natürliche* Bedürfnisse oder, besser gesagt, Bedürfnisse nach natürlichen Quellen von Energie, die über die physikalisch messbaren oder technisch-herstellbaren Ressourcen hinausreichen. In dem übergreifenden Begriff der 'Vitalität' soll deutlich gemacht werden, dass wir nicht nur von Vitalenergie profitieren, sondern ganzheitlich - und das heißt: auf allen Ebenen - auf Mangelzustände der Vitalenergie reagieren. Wir sind kaum in der Lage, unsere mentale Leistungsfähigkeit auf die Dauer von einem Mangel an Vitalenergie abzukoppeln. Tun wir es doch, und das moderne Leben zeigt uns genügend Beispiele dafür, nehmen wir eine Störung unserer inneren Synchronizität in Kauf, die sich über kurz oder lang als *Dis*-Integration bemerkbar machen kann - im Gefüge der Ebenen zuerst, schließlich aber auch auf jeder Ebene selbst. Wir erleben diese Desintegration anfangs als Befindlichkeitsstörung, die wir unter Einsatz unseres Willens übergehen können, später möglicherweise als Krankheitssymptome, die uns zum Arzt treiben und therapeutische Maßnahmen notwendig machen.

Aus diesen Beispielen geht hervor, dass Einflüsse auf eine der Ebenen schließlich eine gewisse Wirkung auf anderen Ebenen hervorbringen werden. Nehmen wir daher an, dass Störungen im Wachsen und Werden eine tiefere

Ursache im geistigen Bereich haben, so wird umgekehrt auch die Störung unserer körperlichen Entwicklung ihre Auswirkung auf die 'feinstofflichen' Ebenen haben - eine sicher bekannte Tatsache, die unter dem Begriff der 'somato-psychischen' Wirkung diskutiert wird (Abbildung 13).

Alles hat seine Ursache, und wenn wir nicht aufhören, zu fragen und zu forschen, kommen wir immer wieder auf neue Zusammenhänge.

Krankheit ist ein vielschichtiges Problem, und es ist offensichtlich, dass sie in einem einfachen, linear-kausalen Modell nicht verstanden werden kann. Es steht zu befürchten, dass auch unsere fortschrittlichen systemischen oder biokybernetischen Modelle nicht ausreichen, um ein tieferes Verständnis für das komplexe psycho-biologische Phänomen zu erlangen, das wir im medizinischen Sprachgebrauch 'Krankheit' nennen.

Daher liegt es an uns, wie tiefgründig wir uns um ein Verständnis von Krankheit als solcher (einerseits) und von Kranken im Besonderen (andererseits), bemühen. Diese beiden Bereiche oder Arten von Verständnis und Verstehen sollten wir klar voneinander unterscheiden.

Zusammenhänge ohne Ende

Wir haben gesehen, dass nach grundlegendem systemtheoretischen Verständnis kein noch so ausgeklügelt gewähltes System *vollständig* sein kann. Es ist eine Frage der Kunstfertigkeit, im Einzelfall das jeweils richtige oder passende Modell (oder System) auszuwählen. Ist es zu klein gewählt, durchtrennen wir wesentliche Kopplungen zu anderen Systemen, die für die Lösungen unseres Problems wichtig sind, und vernachlässigen Einflüsse, die wesentlich sein könnten - wie man am Beispiel der Vitalenergie gesehen hat. Wählt man es zu groß, kann es zu unübersehbaren Verwicklungen kommen, die wir intellektuell nicht mehr bewältigen können. Dafür scheinen die modernen 'biochemischen Erklärungsmodelle' inzwischen schlagende Beweise zu liefern. Das soll noch näher erläutert werden.

Wir kennen heute sehr viele biochemische Moleküle, die man zwar prinzipiell messen könnte, es praktisch aber nicht durchführen kann. Oder man misst möglichst viele der so genannten 'Laborparameter' und kommt zu keinem schlüssigen Ergebnis mehr. Vor allem dann nicht, wenn man den Zusammenhang zwischen den einzelnen Parametern berücksichtigen will. Daraus darf man ruhig schließen, dass hier das System (oder Modell), das man für eine Erklärung der Störung heranziehen möchte, zu groß gewählt wurde.

Das meiste, was wir bisher im medizinischen Bereich erforscht und zur Anwendung gebracht haben, ist an sich richtig und wahrscheinlich irgendwie von Nutzen, es muss aber in seinen Zusammenhängen erkannt und neu gesichtet werden, sonst wird sich unser Verständnis von Krankheit und Kranksein nicht verbessern.

Religiöse Zusammenhänge

Am Ende eines Tages kommt die Nacht, und am Ende eines Lebens, oft auch am Ende einer Krankheit, steht der Tod. Eine Heilung, die wir uns so sehr wünschen, ist bei schweren chronischen Leiden manchmal nicht zu erlangen, auch wenn es zunächst so aussehen mag - sondern bestenfalls ein 'Gesundwerden', d. h. Freisein von der bisherigen Symptomatik.

In diesem Zusammenhang finden wir die Frage nach der religiösen Einstellung wichtig, also solche Dinge wie Glaube, Hoffnung, Gebet. Sie können nicht ausgeklammert werden, sondern müssen im Gegenteil in den Heilungsprozess aufgenommen werden. Das klingt unwissenschaftlich, und das ist es auch. Denn die Wissenschaft gibt keine Antworten auf die Frage: Was kommt danach? Das ist für sie ohne jede Bedeutung.

Oft genug hat ein tief greifender Heilungsprozess auch eine Änderung unserer religiösen Einstellungen im Gefolge - denn die Heilung kommt einzig und allein von 'Gott'. Wer dies nicht akzeptieren kann, wird den Zustand des Heil-Seins, und das ist 'Eins-Werden' mit 'Gott', nicht erreichen. Und wer Heilung anders definiert, ist den Beweis seiner anderen Meinung schuldig.

Am Ende eines Lebens steht der Tod, und viele unserer medizinischen Probleme kommen daher, dass wir das vorbestimmte Ende eines Menschen nicht kennen und nicht akzeptieren wollen. Wir wollen - und das entspricht einer gemeinschaftlich gehegten Überzeugung - unter allen Umständen, ich betone:

betone: unter allen Umständen, Leben erhalten und verlängern. Warum wollen wir dies?

Weil wir schwerlich akzeptieren können, dass wir Menschen nicht Herr über Leben und Tod sind. Weil sich gerade der Tod unserem Bedürfnis nach Eingreifen in die natürlichen Abläufe allzu oft widersetzt.

Mit dem Beginn der Aufklärung und dem Aufstieg der Naturwissenschaften zu einem der bedeutendsten Denksysteme aller Zeiten ging die Abkehr von den tradierten religiösen Bindungen einher. Sicherlich, nicht jeder hat dies so erfahren, viele haben ihren persönlichen religiösen Glauben bewahrt oder neu gewonnen. Doch die Wissenschaften bestimmen Recht und Gesetz im Staat weitaus mehr, als dies die Kirchen und andere religiösen Vereinigungen zu tun vermögen. Damit sind tief greifende Änderungen in unserer gesamten Lebensauffassung verbunden gewesen, die in den letzten beiden Jahrhunderten - mit dem Beginn der Säkularisierung und dem nahezu gleichzeitigen Aufschwung der 'Industriellen Revolution' einhergingen.

Wir alle wissen, dass wir sterben müssen. Doch der Tod ist für unsere offizielle Denkungsart eine Herausforderung dazu, ihm entgegenzutreten. Wir verpflichten unsere Ärzte durch Gesetz dazu, alles in ihrer Macht stehende zu unternehmen, um Patienten vor dem Tod zu bewahren. Jeder Patient, der stirbt, gilt uns leicht als ein Versagen der Medizin, und vor allem dann, wenn der Tod 'vorzeitig' eintritt, d. h. wenn Kranke in einem Alter sterben, das nach unserer statistischen Betrachtungsweise noch nicht zum Sterben vorgesehen ist.

Natur und Technik im Gegensatz

Wir wissen alle um den Gegensatz von *Wissenschaft und Technik* auf der einen Seite und *Natur und Kreatürlichkeit* auf der anderen Seite.

Auch aus diesen Gründen können wir den Tod nicht akzeptieren, nicht als einen *natürlichen* Übergang in einen anderen Zustand des Mensch-Seins begreifen, nicht als erlösend, sondern als erlöschend ansehen. Wir stehen in einem permanenten Zwiespalt zwischen der Modernen Wissenschaft und den Tradierten Religionen.

Viele Probleme, die wir zurzeit nicht lösen können, sind nämlich in dem von uns geplanten Sinne gar nicht lösbar, was wir daher auch nicht zu verantworten haben. Sie sind eingebettet in natürliche Abläufe, die wir als solche nicht erkennen können. So ist oft das Mangelhafte - das, was uns als mangelhaft erscheint - im Leben schlicht ein natürliches Sosein. Es ist einfach so! Das haben unsere Vorväter noch gewusst, und wir wissen es im Grunde auch. Doch dies widerspricht offensichtlich unserem 'modernen Programm', nach dem wir alles und jedes in unser Planen und 'Machen' einbeziehen möchten. Daher gilt es in aller Nüchternheit zu unterscheiden, was im menschlichen Sinne machbar ist, und zwar so machbar, dass wir die Grenzen der Menschlichkeit nicht überschreiten, dass wir nicht das Menschliche opfern um eines abstrakten Problems willen, das wir zu lösen - wissenschaftlich zu lösen, ist hier gemeint - trachten.

Wir sollten daher unsere ganzen Kräfte darin setzen, das (in diesem Sinn aufgefasste) 'Machbare' zu erreichen, und nicht darin, das Unmögliche machbar zu machen. Dann hätten wir viel mehr Erfolg in unserem Bemühen, Leben nicht nur zu bewahren, sondern ihm Qualität und Würde zu belassen, und unnötiges Leiden und Quälen fänden ein Ende.

Jedes Leben befolgt seinen Plan

Wir müssen uns daher bemühen, einen Einblick in den 'inneren Fahrplan' eines Menschen zu bekommen, seine Entwicklungsziele erspüren (soweit dies Menschen möglich ist), und ihm *helfen*, diese *auf seine Weise* zu erreichen, ich wiederhole: auf seine ureigene Weise!

Wenn das Leben ans Ziel gelangt ist, wenn das Ende natürlich und im Einklang mit jener 'höheren Weisheit' ist, die wir niemals zu entschlüsseln vermögen, dann dürfen wir ihm den verdienten Tod lassen und sein Sterben zulassen und mit ihm tragen. Das wäre die wahre Hilfe, das größere Helfen.

Aber wie erfahren wir, ob ein Mensch sein Ziel erreicht hat? Nun, einzig und allein durch Gebet und Meditation. Ein guter Arzt wird daher immer auch 'religiös' sein (was immer dies für ihn bedeuten mag, es lässt sich nicht dogmatisch festlegen!), d. h. er muss das herstellen können, was man früher in unserer Kultur 'die Verbindung zu Gott' nannte. Nur so kann er hoffen, im Sinne der göttlichen Weisheit ein wertvolles Werkzeug zu sein, das im Sinne des göttlides göttlichen Plans wirkt, und nicht dagegen. Alles, was wir brauchen, um ein guter Arzt zu werden, ist daher das Wissen um diesen Zusammenhang. Dieses Wissen ist von anderer Art als das in Universitäten gelehrte und im Studium erworbene Fachwissen. Wenn wir dieses 'innere Wissen' haben, wird uns alles andere zufallen.

Als nächstes beschäftigen wir uns mit der Frage, ob, wann und wie wir unsere Entwicklungsziele erkennen können, wie wir feststellen können, wo der Einzelne in seiner Entwicklung *steht*, also nicht voran kommt, und wie Krankheiten in diesem Zusammenhang auch einen nützlichen Zweck haben können.

Der Umgang mit uns selbst

Vom rechten Handeln

Therapie hat vielmehr *mit uns selbst* zu tun, als wir oft ahnen. Dieses gilt für den Arzt ebenso wie für den Therapeuten.

Therapie im klassischen Sinn ist stets auf eine Wechselbeziehung zwischen Arzt und Patient angewiesen, die auch eine *Rückwirkung auf den Arzt* hat. Er kann nicht heilen, ohne auch ein Stück weit selbst geheilt zu werden. Wenn er dies nicht akzeptieren will oder kann, ist er im Heilgeschäft - zwar - auf einer Linie mit der Mehrheit seiner Kollegen, doch er kann sich nicht im Helfen hervortun und blockiert eine Entwicklung, die uns in Zukunft unweigerlich erfassen wird.

Heilen und Helfen gehören zusammen, und nichts kann wirken ohne diese 'Rück-Wirkung'. Daher müssen wir uns als Therapeuten immer wieder fragen lassen, wo wir selbst stehen, wie es um unsere eigene Gesundheit steht und wie wir mit uns selbst umgehen.

Wir sollten nicht, wie es heute allzu oft geschieht, von unseren Patienten fordern, was wir selbst nicht vermögen: Nicht rauchen, keinen Alkohol, eine gesunde Ernährung und eine vernünftige Lebensweise – wer würde solche Forderungen ablehnen wollen? Doch wie steht es um den, der sie erhebt? Wer hier nicht bereit ist, Vorbild zu sein, sollte sich besser nicht zum Vorbild hochstilisieren sondern im Menschlichen halten. Dann ist es eben nichts mit den Göttern in Weiß.

Nichts ist so beschämend wie ein Arzt, der seinen Patienten auffordert, das Rauchen aufzugeben und selbst weiter raucht - weil es ihm angeblich nicht schadet. Oder ein anderer Arzt, der seinen Patienten bittet, sich gesund zu ernähren, selbst aber offensichtlich größte Probleme mit seiner eigenen Ernährung hat. Es ist auch nicht einzusehen, dass Mediziner für ihre Witze in der Gesellschaft besondere Aufmerksamkeit genießen. Noch weniger ist einzusehen, dass in der Medizin Tiere auf dem Altar der Forschung geopfert werden, um wirksamere oder weniger schädliche (?) Medikamente herzustellen. Man kann nicht auf der einen Seite so sein und dem Patienten gegenüber anders.

Diese Diskrepanz sollte zukünftig nicht mehr auftreten, weil sie wider alle Vernunft ist - von Menschlichkeit und Würde ganz zu schweigen. Es ist also zuvorderst ein ethisches Problem zu lösen - oder viele Probleme, die bisher eine erfolgreiche Reform unseres medizinischen Systems verhindern (kein Wunder, dass vor Jahren der Begriff 'medi-zynisch' geprägt wurde - er sollte uns zu denken geben).

Wenn man sagt, dass unser Denken bestimmt, was wir sind, so ist dies nicht zu leugnen. Doch andererseits weiß man auch, dass unser Handeln darüber entscheidet, was geschieht, weit mehr als das, was wir sagen. In beidem, dem Denken wie dem Handeln, ist der Mensch der Neuzeit über sich hinausgewachsen und hat wahrlich nach den Sternen gegriffen – und tut es noch. Doch dabei hat er nicht nur Grenzen überschritten, die zu überschreiten er gefordert war. Er hat auch Grenzen geleugnet, die er besser beachtet hätte – und tut es noch. *Grenzüberschreitendes* Denken bedarf der Führung und Lenkung durch etwas, das sich nur als ‚Ethos' beschreiben, kaum aber definieren lässt.

Der große deutsche Philosoph H. G. Gadamer sah es so:

„... dass kein Denken zählt, das nicht seine eigene Grenze erkennt, und kein Logos und keine Logik gilt, wenn kein 'Ethos' sie trägt. 'Ethos' aber ist nichts Hohes und Erhabenes, sondern 'gewordenes Sein', das man ist und nicht machen kann, auch wenn es das eigene Tun und Lassen und Unterlassen war, das einen zu dem gemacht hat, der man ist.“

(Hans-Georg Gadamer in: „Das Erbe Europas“, S.168)

Die Ethik des Arztes folgt seiner Mitmenschlichkeit, und diese macht sie aus. Nicht der Arzt ist Gott - weder in Weiß noch sonst in einer Farbe - sondern vorübergehend der *Nächste* für einen Patienten, der ihn ganz als Mensch braucht. Und als 'ganzer' Mensch darf der Arzt ganzheitlich wirken und wird dadurch zum göttlichen Werkzeug, wenn er dies will - und nur dadurch kann er Göttliches vollbringen.

Wenn Ärzte dies begreifen, werden sich die Wunder wieder häufen. 'Im Anfang war das Wort, und das Wort war bei Gott, und Gott war das Wort', heißt es im Johannesevangelium. Ob wir dies glauben oder nicht, ist unbedeutend, wir kommen daran nicht vorbei - dieses Wort bestimmt, wer wir sind und was wir werden. Nicht der Arzt bestimmt, nicht der Priester bestimmt, kein Mensch sonst.

Arzt und Priester

Man hört in jüngerer Zeit wieder, und gerade auch von den Verfechtern der Naturheilverfahren, der Arzt müsse wieder zu einem archaischen Selbstverständnis zurückfinden, das die Trennung zwischen Arzt und Priester aufhebt und ihm damit wieder Funktionen zubilligt, die vor Urzeiten (in unserer Kultur - in anderen Kulturen mag es anders sein) der Priester innehatte.

Es klingt bestechend: Priesterärzte bräuchten wir!" wird gefordert, die zwischen Heilen und Heiligen nicht mehr zu unterscheiden brauchen. Oder weniger großtönend und eingängiger: "Das seelsorgerische Element müsse wieder an den Arzt zurückgegeben werden!" Ja, das ist eine Utopie mit bestechenden Konsequenzen. Doch an welche Ärzte ist gedacht?

An die Ärzte der heutigen Zeit, die mit ihrem Denken und Handeln eingebunden sind in ein Gesundheitswesen, das deutliche Züge einer Maschinerie trägt? An Ärzte, die sich um ihre wirtschaftliche Existenz Sorgen machen, und die um die Qualität ihrer Arbeit fürchten, weil sie durch ein starres Gesundheitssystem gegängelt und durch unendliche Vorschriften in ihrem intuitiven Handeln behindert werden?

Nun, was immer dies im Einzelfall bedeuten mag und wie damit zu leben ist - und das muss jeder Arzt und Therapeut für sich herausfinden - ist das eine und soll hier nicht untersucht werden. Doch wenn solche Forderungen wie der des Priesterarztes als *Erneuerung der Medizin* angepriesen werden, stimmt dies nachdenklich. Und zumal dann, wenn die Rolle des Priesters in unserer Welt - d. h. Zeit und Gesellschaft - zum Vorbild genommen wird. Und das wird sie auf die eine oder andere Weise, zumindest von denen, die solche Gedanken hören und in sich bewegen.

Und von solchen Gedanken auch nur angehaucht, stellen sich erstaunlich schnell wichtige Fragen ein. Brauchen wir den Priester als Mittler zwischen

Mensch und Gott? Brauchen wir wirklich wieder Ärzte, die in einem religiösen Glaubenssystem gebunden sind? Sind nicht unsere Ärzte - auf ihre Weise - auch in ein Glaubenssystem, nämlich das der Wissenschaft, eingebunden, das ihnen Zwänge ohne Ende auferlegt? Wollen wir die Trennung zwischen Kirche und Wissenschaft, eine Errungenschaft der Aufklärung und das Werk von vielen Generationen über Jahrhunderte hinweg, wieder rückgängig machen? Fragen über Fragen tun sich hier auf und sie sind schwerlich zu beantworten.

Doch zumindest die Frage sei noch erlaubt: In welcher Welt, in welcher Gesellschaft sollen solche altehrwürdigen Funktionen re-etabliert werden? Was stellen sich die Vertreter solcher hehren Ansichten vor, was meinen sie von sich selbst, was halten sie von ihren Patienten?

Ganz unabhängig davon, was Priesterärzte (oder wahre Ärzte oder wahre Priester) einstens gewesen sein mögen - darüber haben wir nur noch unzulängliche und kaum nachvollziehbare Kenntnisse aus unserer Geschichtsforschung - sind sie, können sie uns heute noch Vorbild sein? Oder handelt es sich hier um eine weitere Entwicklungsblockade, die uns vom Weg abzubringen droht? Und welches ist der Weg, den die Entwicklung im Gesundheitswesen zu nehmen sucht?

Ausblick und Hoffnung

So berechtigt der Wunsch vieler Patienten sein mag, ihre Ärzte mögen wieder das Mitmenschliche hervorkehren und sich nicht wie Vollzugsbeamte eines staatlichen Gesundheitswesens verhalten, so berechtigt auch der Wunsch vieler Ärzte sein mag, sie möchten wieder in ihrem Beruf das sein dürfen, was sie einst erträumt hatten, als sie sich zum Arzt berufen fühlten - die Lösung dieser Problematik liegt so tief in den heutigen Verhältnissen insgesamt begründet, dass keine Gesundheitsreform sie zu verwirklichen mag. Unser medizinisches Denken selbst produziert die Probleme, die uns heute belasten und nicht selten auf der Seele brennen, wenn wir davon betroffen werden.

Man denke nur an das schreckliche Los eines Krebspatienten, der sich - und das ist die Regel - vor zwei Alternativen gestellt sieht: entweder der Medizin zu vertrauen und sich ihren Behandlungsmethoden zu unterziehen, oder den Tod, und ein schreckliches Leiden davor, zu akzeptieren. Warum erscheinen heute vielen Patienten diese Alternativen als gleich schlimm?

Eine Medizin der Menschlichkeit muss sich wohl von der wissenschaftlichen Grundhaltung und den meisten wissenschaftlichen Überzeugungen verabschieden, damit diese Menschlichkeit wieder im Gesundheitswesen Raum greifen und bestimmende Realität werden kann.

Diese Gedanken sind noch unfertig und sollen an anderer Stelle vertieft werden. Zunächst sei diesem Kapitel der Schlusspunkt gesetzt mit der Bemerkung:

Wie wir miteinander, also *mit uns selbst*, umgehen, bestimmt jetzt und in Zukunft die Denkweise und den Erfolg unseres Medizinsystems im Ganzen. Und dieses Ganze ist so groß, dass kein Mensch es zu überblicken vermag.

Keiner sieht den andern wirklich

Wenn wir uns fragen, wie die Wirklichkeit aussieht, beziehen wir uns zunächst auf unsere *fünf* Sinne. Was wir sehen, hören und fühlen, riechen und schmecken, halten wir für wirklich. Wirklichkeit ist erfahrbare Realität, Realität ist Sinneserfahrung, die uns allen zugänglich ist.

Nur diese Art von Erfahrung scheint uns so wirklich, dass wir sie mit andern teilen können, oder alle gemeinsam an ihr teilhaben. Wirklichkeit bestimmt sich nicht allein durch uns selbst, so glauben wir, sondern durch die andern, die Gemeinschaft, unsere Mitmenschen. Diese Wirklichkeit nennen wir *objektiv*, weil er dinglich ist und teilbar - auch 'mit-teilbar'. Wir teilen dieselbe Wirklichkeit und nehmen an ihr Teil. Sie ist daher leicht vermittelbar, kommunizierbar in vielfältiger Weise.

Wir können innerhalb dieser Wirklichkeit über Dinge sprechen und ziemlich sicher sein, dass der andere weiß, wovon wir reden, dass er dasselbe sieht oder hört usw.

Für die andern Bereiche unserer Erfahrung gilt dies nicht in gleichem Maße: Unsere Gefühle sind weniger leicht mitteilbar, wir sind nie sicher, ob der Andere dasselbe fühlt. Oder ob er überhaupt fühlen will. Daher halten wir diesen Erfahrungsbereich für *subjektiv*, für weniger real. Je mehr wir uns gar auf unsere Fantasie, unsere Einbildungskraft verlassen, um so mehr - so scheint es - verlassen wir den Bereich der Realität, wie wir ihn als dinglich und objektiv verstehen. Was also ist wirklich - das Objektive und Mitteilbare, oder das Subjektive, das Anteilnahme verlangt? Oder sind beide Teile einer größeren Wirklichkeit, die sich nicht mehr durchgängig auf objektive Tatsachen und Fakten festlegen lässt?

Für unser Verständnis von Krankheit ist diese Frage nicht nur berechtigt, sondern sogar von großer Bedeutung. Wir glauben, unsere Mitmenschen wirklich zu sehen, ihren Körper zumindest. Wir hören ihre Stimme und verstehen, was sie sagen. Das zusammen ergibt ein 'wirkliches' Bild unseres Mitmenschen.

Das gilt doch auch für den Arzt, der sieht, hört und fühlt. Er betrachtet den Körper des Patienten, spricht mit ihm und, wo dies nicht ausreicht, wendet er die Brille der Technik an, um ihn zu durchleuchten, zu durchmessen und zu analysieren.

Mit den Augen der Technik

Diese technisch vermittelte Wirklichkeit gilt ebenfalls als objektiv. Denn die vermittelnden Geräte sind geeicht, ihr Maßsystem ist international anerkannt - und für viele, vor allem wissenschaftliche orientierte Menschen, ist die 'technische Wirklichkeit' zuverlässiger als die menschliche, die doch sehr anfällig für Irrtümer und Fehlschlüsse zu sein scheint.

Diese Sichtweise erfuhr im vergangenen Jahrhundert eine gewaltige Steigerung, als es gelang, die Natur bis ins Mikroskopische und ins Astronomische zu erforschen - und dies in einer Weise, die wahrlich beeindruckend ist. Es ist müßig, auf die gewaltigen Erfolge von Naturwissenschaft und Technik ständig hinzuweisen. Unser Alltagsleben ist inzwischen voll von Beispielen mannigfacher Art. Innerhalb weniger Jahrzehnte hat sich unser tägliches Leben an die Technik im Alltag so gewöhnt, dass sie uns ganz natürlich erscheint. Wir haben eine Toilette mit Wasserspülung, eine Zentralheizung, vielleicht sogar eine Klimaanlage, nehmen die Milch aus dem Kühlschrank und stecken schmutzige Kleider in die Waschmaschine, ohne uns noch darüber Gedanken zu machen, wie unsere Großeltern mit diesen Alltagsproblemen umgingen, als sie noch jung waren.

Wir sind durch die Entwicklung der letzten Jahrzehnte in der Informationstechnologie noch einmal soweit fortgeschritten, dass unsere kommunikativen Netze - siehe das Internet, das gegenwärtig einen gewaltigen Aufschwung erlebt - uns in neuer Weise einbindet in ein modernes Leben, das von Wissensbeschaffung und Wissensbewältigung durchtränkt ist.

Telefon, Radio, Fernsehen, Computer ... wohin geht diese Entwicklung, und wie werden wir sie bewältigen?

Es erscheint vor diesem Hintergrund nur natürlich, dass der technische Fortschritt sich auch der Medizin bemächtigt hat. Neue Operationstechniken,

Transplantation von Organen, Massenproduktion von Medikamenten, neue Impfstoffe und Hygienemaßnahmen, Diagnosetechniken von gigantischer Leistungsfähigkeit bis hin zur Gentechnologie - der medizinische Fortschritt scheint unaufhaltsam allen Krankheiten zu Leibe zu rücken und sollte uns optimistisch stimmen. Doch die gepriesenen Erfolge drücken sich nicht in Zahlen aus, zumindest nicht in dem erhofften Maß. Die Zahl der Krankheiten wächst jährlich, und die Zahl der Leistungsfähigen in unserer modernen Gesellschaft scheint eher zu sinken als zu steigen - zunehmende weniger Menschen müssen mehr leisten, um die Lücken auszugleichen, die durch Arbeitslosigkeit, Krankheit und dauernde Arbeitsunfähigkeit aufgetan werden.

Erfolge und deren Folgen

Der unbestreitbare *Erfolg naturwissenschaftlichen Denkens* auf den Gebieten der Technologie und Industrialisierung scheint Beweis genug für deren prinzipielle Richtigkeit zu sein. Nach und nach sind diesem Anreiz immer mehr Wissenschaften zum Opfer gefallen - auch die Humanwissenschaften. Biologie und Medizin, Soziologie und Psychologie haben die naturwissenschaftliche Denkweise weitgehend übernommen oder assimiliert.

War es die Faszination von Maß und Zahl - und die Zuverlässigkeit, Unverfälschlichkeit, Irrtumsfreiheit, Beweisfähigkeit usw., die von ihnen ausstrahlt? Wahrscheinlich auch, doch sicher nicht allein. Wir sind noch zu nahe an dieser Entwicklung dran oder gar in sie eingebunden, als dass wir jetzt schon die wahren Gründe erkennen könnten, die diesen Sinneswandel - auch unter Geisteswissenschaftlern - hervorgebracht hat.

Doch wir können festhalten, dass naturwissenschaftliches Denken unsere Sicht auf die Wirklichkeit bestimmend beeinflusst, um nicht zu sagen, über alle Maßen prägt.

Auch in der Medizin wird Wirklichkeit nicht selten zur totalen naturwissenschaftlichen Erfahrung. Objektive Befunde stehen am Anfang jeglicher Diagnostik und führen so ihr Ende herbei. Darüber hinaus erheben wir zwar noch eine Anamnese, befragen Patienten über deren Gefühle und Erlebnisse, fragen vielleicht nach unbewältigten Traumata und Schocks und tasten uns, selten genug, in deren Unterbewusstsein vor - denn seit Sigmund Freud haben wir ja einiges dazugelernt. Wirklichkeit scheint daher kein Problem, das uns bei der Erforschung von Krankheiten begegnet.

Mit den Augen der Medizin

Und doch, haben wir nicht hin und wieder das Gefühl, dass unsere scheinbar so *objektive* Erfahrung, unsere Messergebnisse und Analysen doch nicht den richtigen Patienten zeigen - vielleicht nicht einmal das Wesentliche, das, worauf es ankommt?

Was also sonst könnten wir an einem Patienten noch sehen, was könnte für die Kenntnis seines Zustandes, seiner Krankheit noch von Wichtigkeit sein?

Nun, machen wir uns klar, dass die (natur-)wissenschaftliche Sichtweise nach objektiven Tatbeständen verlangt. Subjektives ist ihr wesensfremd, weil nicht allgemein verbindlich. Wissenschaft versucht immer zu verallgemeinern. Sie sucht nach Gesetzmäßigkeiten, die für alle gelten. Der Einzelne ist dabei nur noch Nummer und Zahl. Das subjektive Element rückt in dem Maß in den Hintergrund, wie das objektive hervorgehoben wird. Das erscheint nur logisch. Und Logik bestimmt das wissenschaftliche Denken, wie wir es seit der griechischen Antike auffassen. Auch die moderne Logik der Quantentheorie hat daran nur wenig zu ändern vermocht, weil sich das Ziel der Erkenntnis (besser gesagt, der Erkenntnislehre) nicht geändert hat. Das Allgemeine steht im Vordergrund, das Besondere rückt in gleichem Maße in den Hintergrund und entschwindet dem Fokus wissenschaftlicher Betrachtungsweise.

Freilich gab es weitsichtige Wissenschaftler, die diese eingebauten Fallen zu entdecken suchten und sie auch fanden. In den siebziger Jahren des vergangenen Jahrhunderts setzte ein Umschwung ein, der auch vor der Wissenschaft nicht halt machte - das (neu) erwachende Interesse an der östlichen Mystik überschwemmte bald den Westen mit Büchern, Lehren und neuen Gurus. Eine neue Denkweise breitete sich aus, die von ihren Anhängern summarisch als 'esoterisch' bezeichnet wurde (ein Widersinn, wenn man die wirkliche Bedeutung des Wortes kennt).

Bekannte Physiker befassten sich mit östlicher Mystik und mit den östlichen Religionen - stellvertretend seien David Bohm und C. F. von Weizsäcker genannt. Der Wiener Physiker H. Pietschmann veröffentlichte ein Buch mit dem bezeichnenden Titel: "Das Ende des Naturwissenschaftlichen Zeitalters", in dem er die Paradigmen der geltenden naturwissenschaftlichen Denkweise, wie sie sich (zunächst) innerhalb der Physik entwickelt hatten, offen legte. Er fand reges Interesse und noch mehr Widerspruch bei seinen Kollegen.

Doch die Auseinandersetzung mit den 'neuen' Gedanken jenseits der naturwissenschaftlichen Glaubensrichtungen begann um sich zu greifen. Sie erfasste auch die Medizin. Nun galt es nicht nur, die klassischen Naturheilweisen abzuweisen, sondern auch neuere Modelle, die man sehr bald als 'paramedizinisch', 'parapsychologisch' oder 'okkult' disqualifizierte.

Das naturwissenschaftliche Weltbild wurde wohl erschüttert, doch es wankte nicht. Es stürzte nicht ein - und ein Ende gar ist nicht in Sicht. Heute noch weniger als vor zwanzig Jahren, seit die Molekularbiologie und die Gentechnologie mit ihren neuesten Errungenschaften wieder Hoffnungen für die Kranken wecken und neue Perspektiven für eine 'gesunde Zukunft' bescheren.

Ganzheitliche Energetik

Vor diesem Hintergrund scheint es fast überholt, noch nach Ansätzen zu suchen, die das Wesen des Menschen besser zu erfassen gestatten, ohne der wissenschaftlichen Denkweise ganz zu entbehren.

Ein solcher Ansatz ist die ***bioenergetische Sichtweise***, die unserem *Systemischen Modell* zugrunde liegt. Dieses Modell spricht allgemein von *Energiequalitäten* und versucht, auch jene Bereiche zu umfassen, die von der Physik nicht bearbeitet werden können – und das sind immerhin alle Ebenen mit Ausnahme der Physischen Ebene. Das Systemische Modell ist ein *dualistisches* Modell, ähnlich dem der Modernen Physik, weil es in einer vertikalen Schichtung die 'feingeistigen' Ebenen oberhalb der 'feinstofflichen' anordnet, so dass jede Ebene zu jeder anderen in einer dualen Beziehung steht.

Es werden hier also Gedankengänge ausgedrückt, die von der Wissenschaft vorgedacht sind: im Teilchen - Welle - Bild haben wir ein ähnliches Gedankenbild, das entweder den 'stofflichen' (Teilchen) oder den 'feldartigen' (Welle) Aspekt der Materie und des Lichtes hervorhebt, ohne beide jemals voneinander trennen zu können. (Ähnliche Gedankengänge finden sich auch in der taoistischen Sichtweise, die lange vor unserer Zeitrechnung entstanden sind - siehe beispielsweise bei Fridjof Capra oder Ken Wilber). Auch ist eine gewisse geistige Verwandtschaft zu den inzwischen bekannt gewordenen (wenngleich nicht allgemein akzeptierten) Modellen von Rupert Sheldrake nicht zu verkennen.

Eine ganzheitliche Energetik beschreibt den Austausch von Energie zwischen Menschen - oder allgemein zwischen Lebewesen - und den Austausch von Energie zwischen dem Menschen und seiner Umwelt insgesamt.

Nach dieser Sichtweise vollzieht sich Leben ständig in solchen Austauschprozessen. Manche Wissenschaftler versuchen, dem Phänomen des Lebens mit dem Satz: "Leben ist Austausch von Stoff, Energie und Information"gerecht zu werden. Doch dieser Ansatz ist bei Weitem zu eng.

Daher könnten wir schon unzufrieden sein mit dem, was wir sehen. Denn wir sehen nichts von den energetischen Prozessen, die ständig in uns ablaufen, und auch nichts von den Kraftfeldern, in denen wir leben und die uns täglich beeinflussen. Im Gegenteil, wir leugnen diese subtilen Energien zum großen Teil und lachen über die, die uns etwas von unsichtbaren Kräften erzählen wollen.

Lebensenergie - die Energie also, von der wir leben, die unser Leben bestimmt - nicht nur beeinflusst, Lebensenergie existiert in unserem wissenschaftlichen Weltbild gar nicht, wird schlichtweg geleugnet. (Wobei interessant wäre, die psychologische Bedeutung dieser Verleugnung einmal herauszuarbeiten, was aber hier nicht geschehen soll.)

Lebensenergie und ihre *Kraftfelder* gehören ebenso zum Menschen, wie Knochen, Muskeln, Gewebe und so weiter. Sie bestimmen seine Vitalität, seinen Zustand als lebendiger Mensch - und die Untersuchung von Toten kann uns darüber wenig aufklären. Also kann der Mensch nicht wirklich den Menschen erkennen, bevor er nicht wenigstens seine Vitalität, seine biologische Aktivität oder wie sonst wir es nennen wollen, untersucht und deutet. Daher müssen wir zuerst der Frage nachgehen: Was ist Lebensenergie - woher stammt sie, wie wird sie ausgetauscht, wie zirkuliert sie?

Lebensenergie im Kreislauf des Lebens

Eine Beschreibung - keine Definition

Lebensenergie oder ***Bioenergie*** ist, wie der Name sagt, die Grundlage allen Lebens. Leben ist Energie, ist Form in Bewegung. Leben verändert sich, verändert alles Materielle. Leben ist Dynamik, Bewegung, Veränderung, Fließen und Fließen und Fließen .....

Sooft wir etwas in Bewegung, im Fluss sehen, sind wir berechtigt, dahinter Leben zu vermuten. Dies gilt auch für die Veränderung, die Berge, Vulkane, Meer, Flüsse, Gletscher und Wüsten ... durchmachen. Veränderung ist so sehr Merkmal des Lebens in Raum und Zeit, dass wir berechtigt sind, diese Veränderungen in unserer sichtbaren Welt nicht nur den 'physikalischen Energien und Kräften zuzuschreiben, sondern dahinter Lebensvorgänge zu vermuten, die unsere gesamte Biosphäre - zumindest - oder auch den ganzen Planeten (oder mehr noch?) durchziehen. Das soll heißen, dass aus der systemtheoretischen Betrachtungsweise folgt, dass

- ein Übersystem nicht leblos sein kann, wenn eines seiner Teilsysteme lebt.

Das ist eine vernünftige Annahme, die ebenso berechtigt erscheint wie die gegenteilige, die derzeit (noch) von der Naturwissenschaft vertreten wird.

"Unsere Erde lebt", sagte die griechische Mystik, und gab diesem Leben einen Namen: GAIA. Heute wird diese Ansicht wieder popularisiert und selbst einige Wissenschaftler scheinen ihr etwas abzugewinnen, wenngleich sie dadurch gezwungen werden, einen Eiertanz zwischen Mystik und Naturwissenschaft zu vollziehen. Letztlich handelt es sich schlichtweg um einen Glaubenssatz von gewaltigem Ausmaß und ebensolchen Konsequenzen - daher tun Wissenschaftler gut daran, sich dies vor Augen zu führen, bevor sie leichtfertig von einer Gain-Theorie sprechen. Doch das nur nebenbei.

Für uns wie für viele andere (in Ost und auch West) ist klar, dass unser Planet 'ERDE' ein Lebewesen ist, von dem wir Menschen nur ein Teil sind.

Leben ist Form in Bewegung, Form im Werden und Vergehen, Form in *Evolution*. Dies ist die beste Definition von Leben, die gegenwärtig, kurz gefasst, die Ansätze der Bioenergetik wiedergeben kann.

Lebensenergie ist in jedem kleinsten Lebewesen, in jedem Partikel, ja, selbst im Staubkorn, im Molekül und im Elektron gibt es etwas davon. Lebensenergie durchsetzt die Materie und ist so unabweisbar vorhanden wie die Gravitation, die auch nicht vor einem Partikel haltmacht. Lebensenergie ist - anders ausgedrückt - unteilbar und unabweisbar. Wer oder was sollte sie davon abhalten, irgendwo zu sein?

Lebensenergie ist also überall auf unserem Planeten, in seiner gesamten Biosphäre. Und natürlich hat die Sonne etwas damit zu tun, denn sie allein ermöglicht nach gängiger Auffassung, dass Leben existiert. Ohne Sonnenlicht könnte auf die Dauer keine Lebensform, von der wir wissen, am Leben bleiben.

Leben **ist** Veränderung, Bewegung - Leben bewirkt dies *nicht*. Auf diesen feinen Unterschied sollte man immer wieder hinweisen. Leben ist Vielseitigkeit, Fülle, Kreativität, Schöpfung in Aktion.

Schöpfung und Schöpfungsgeschichte finden heute noch statt, sie ist nicht ein einmaliger Akt - wenngleich die Geburt eines Planeten, einer Sonne oder einer Galaxie etwas Einmaliges, Großartiges darstellt im Zyklus von Werden und Vergehen.

Und noch einmal kurzgefasst:

Leben ist alles, was wir haben, alles, was wir beobachten. **Leben ist in uns und um uns**. Leben ist überall und überall ist Leben.

Plausible Argumente

Warum können wir diese besondere Energie nicht *messen*? Wir können so viele physikalische Energieformen mit unseren Instrumenten sichtbar machen, warum nicht die Lebensenergie- oder Bioenergie?

Leben hat mit dem *Atem* etwas zu tun, mit der Atmosphäre, der Luft und - mit dem Licht, das wir 'einatmen'. Überall auf der Erde können wir uns mit Bioenergie auftanken. Überall gibt es ausreichend Bioenergie. Aber nicht alle Formen von Bioenergie sind für uns gleichermaßen zuträglich. Bereits W.

REICH hat festgestellt, dass es eine für den Menschen schädliche (oder weniger bekömmliche) Form von Bioenergie - das DOR - gibt. Bioenergie also, die nicht kreativ, sondern destruktiv ist, oberflächlich betrachtet. Dabei sollten wir daran denken, dass wir heutzutage eine eigenartige Wertung vornehmen: wir loben das Kreative, das Werden, und schätzen das Destruktive, das Vergehen nicht gleichermaßen. Wir ziehen den Frühling dem Herbst bei weitem vor. Und doch könnte es nicht Frühling werden, wenn es den Herbst nicht gäbe. Oder anders gesagt: Kreativität hat selbst die notwendigen Aktivitäten zur Folge, die wir als destruktiv ansehen. Man denke beispielsweise an den Dschungel, wo Pflanzen in so üppiger Form gedeihen, dass sie sich schließlich gegenseitig den Raum zum Leben streitig machen. Wie dem auch sei - Werden und Vergehen sind nicht voneinander zu trennen, sie ergänzen sich.

Ein anderes Beispiel für Polarität

Um dies zu verstehen, müssen wir uns einer anderen Definition zuwenden, die für die meisten etwas überraschend sein dürfte, zumindest in diesem Zusammenhang: der Definition von NICHTS, von LEERE, von Vakuum. Wir haben versucht, NICHTS als den Gegensatz von 'Etwas' zu begreifen, obwohl uns dies schwer fällt, weil NICHTS schließlich auch 'Etwas' ist - eben das NICHTS. Die chinesische Philosophie - ebenso wie die Indische - hat das NICHTS stets anders gesehen, obwohl wir das lange nicht verstanden haben. In jüngster Zeit hat erst die Moderne Physik - beispielsweise in der Quantenfeldtheorie (siehe zum Beispiel bei Richard FEYNMAN) - die alten Konzepte vom NICHTS, vom 'Vakuum', wieder wissenschaftlich zugänglich gemacht (sie sind gleichsam wieder belebt worden!)

NICHTS ist demnach der Urquell, das Potenzial, die Matrix, aus der alles hervorgeht: Materie und Geist, die ganze Schöpfung, wie wir sie kennen, kommt aus dem 'Nichts' durch einen Schöpfungsakt hervor. Dabei wird Dualität erzeugt, Polarität kommt ins Spiel: Wo eine positive Ladung entsteht, muss irgendwo eine negative Ladung erscheinen. Wo Licht kommt, muss Dunkelheit dazukommen, wo Materie geboren wird, muss auch Antimaterie entstehen - das Gleichgewicht muss gewahrt werden, die Naturgesetze verlangen es. Alles, was 'ist', hat sein Gegenstück, sein 'polares Gegenüber - das zumindest fordert man in einer Philosophie des Gleichgewichts, die auch der modernen Naturwissenschaft zugrunde liegt.

Alles besitzt ein Spiegelbild, ein Gegenstück - wenn es sich mit diesem vereinigt, kehrt es ins NICHTS zurück. Das ist vielleicht *Nirwana*, von dem die Buddhisten glauben, dass es der 'Endzustand' unserer Evolution ist - oder sein Neubeginn, denn aus dem NICHTS beginnt die Schöpfung stets von neuem.

Was ist so anders an dieser Definition als an unserer alten? Sie ist einfach *vollständig*, sie ist nicht nur halb. Zu den positiven Zahlen gehören die negativen, sonst ist die Zahlenmenge nicht vollständig. Schöpfung, wie wir sie heute verstehen, würde demnach 'Trennung' in die polar entgegengesetzten Spiegelbilder bedeuten.

Evolution und Involution

Anders gesagt und auf unsere Energiequalitäten angewandt: Wo positive Energie erscheint, muss auch ihr Spiegelbild, die negative Energie, auftauchen. Wo es 'Gut' gibt, wird es auch 'Böse' geben. Wo Leben ist, gibt es auch 'Nicht-Leben', Vergehen. Nicht der Tod ist der Gegensatz von Leben, sondern das Sterben, das Vergehen. Da es spiegelbildlich abläuft, ist es natürlich auch ein 'Lebensvorgang', wenn auch ein umgekehrter.

➢ **Im Gegensatz zur 'Evolution' nennt man ihn daher 'Involution' - das sich Einfalten des vorher Entfalteten.**

Im Großen können wir Involution nicht feststellen, weil wir so sehr auf Evolution festgelegt sind. Für uns ist alles 'Evolution'. Im Kleinen aber sehen wir 'Werden' und 'Vergehen' in ständiger Aktion. Im Frühjahr wächst und sprießt Leben in der Natur, im Herbst wird ihr Leben wieder entzogen. Dann wandert der Lebensstrom offenbar mit der Sonne nach Süden, auf die südliche Hemisphäre.

Haben wir deshalb keinen Lebensstrom mehr? Doch, aber weniger als uns im Gleichgewicht - oder im Jahresmittel - zukommt. Sagen wir, wir haben ein Defizit - ein Minus. Ein Überschuss von Bioenergie vermehrt Leben in seinen Formen, ist daher anschaulich-*kreativ*. Ein Defizit lässt dieses Leben, diese

Lebensformen, wieder schrumpfen, vergehen. Leben kommt und geht, weil die polaren Gegensätze,

- die positive, kreative Energie oder Wachstumsenergie, und
- die negative, destruktive Energie

in einem räumlich/zeitlichen Ungleichgewicht sind. (Physikalisch gesehen ist Leben immer fernab vom thermodynamischen Gleichgewicht).

Wenn sich beide Energien ausgeglichen haben, verschwindet die Schöpfung im 'Nichts'.

Leben in der Form

Leben ist mehr noch als Energie. Leben ist auch *Form* in ihrer Besonderheit, ist *Ordnung*, im Gegensatz zu *Chaos*.

Wo Ordnung entsteht, muss nach unserem Verständnis von NICHTS auch Chaos entstehen. (Nach biophysikalischer Auffassung könnte man es so ausdrücken: Entropie wird von Negentropie begleitet - wobei Entropie dem Vergehen entspricht und letztlich ins Chaos führt.)

Leben ist Ordnung in seiner raum-zeitlichen Form, Chaos ist Vergehen, Verschwinden des Lebens aus seiner raum-zeitlichen Form.

Chaos ist also immer dynamisch, da es ein spiegelbildlicher Vorgang zu Leben ist. *Chaos* ist kein Zustand, dem die Welt zustrebt, sondern Chaos ist ebenso und gleich häufig in der Welt wie Leben - so verlangt es das 'Gesetz des Gleichgewichtes' (das TAO der alten Chinesen).

Beispiele für polare Gegensätze

Positiv	**Negativ**
Schöpferische Energie	Destruktive Energie
Leben im Werden	Leben im Vergehen
(Schöpfung oder Ordnung)	(Chaos)

Wir haben also, gleichsam als universales Merkmal dieses Universums aus bioenergetischer Sicht, die Polarität als eines der Grundprinzipien - analog zu der Sichtweise der Modernen Physik. Aus ihr folgt die Trennung der Welt (oder von 'Etwas') in ihre polaren Gegensätze (siehe Tabelle).

Die Lebensenergie als Mittler zwischen Krankheit und Gesundheit

Lebensenergie ist notwendig

Lebensenergie oder *Bioenergie* ist der 'Stoff', den der Körper ebenso sehr braucht wie physische Nahrung. Er ist wie Elektrizität aus einem Kraftwerk ständig vonnöten, um die Lebensvorgänge anzutreiben.

Unsere Naturwissenschaft hat bisher noch keine Erklärung dafür gefunden, warum alle die komplexen, biochemischen Vorgänge nur ablaufen, solange der Mensch *lebt*. Offenbar lebt er im Ganzen - auch wenn es so scheint, als könne er den Tod eines seiner Teile - beispielsweise die 'tödliche Verletzung eines Organs - nicht überleben. Doch das ist Schein, ist das Offensichtliche, das wir erkennen können. Den Tod selbst erkennen wir nicht in Gänze, noch kennen wir seine Gründe, die ihn dazu bestimmen, einem Leben ein Ende zu setzen.

Ein unvorhergesehener Mangel an Lebensenergie führt ebenso zu einer Störung im Stoffwechselgeschehen wie ein abnormaler Überschuss. Biochemie und Biophysik allein erklären keinesfalls, warum es zu Stoffwechselstörungen kommt, wenn beispielsweise emotionale Erregung den Organismus aus seinem Gleichgewicht bringt. Die Ausschüttung gewisser Hormone und anderer Substanzen, die man beobachtet hat, ist nicht die Ursache, sondern die Folge davon. Also müssen auslösende Felder da sein, die die Erregung aus dem emotionalen in den physischen Bereich gleichsam *übertragen*.

Bioenergetische Felder

Diese übertragenden Felder sind nach unserem Systemischen Modell **bioenergetische Energiefelder** (siehe Abbildung 14). Dass sich diese Felder unserer physikalischen Messtechnik, d. h. dem Nachweis mit technischen Messgeräten, heute noch entziehen, ist kein Beweis, dass es diese Felder nicht gibt.

Schließlich ist es noch gar nicht solange her, dass wir elektromagnetische Felder, die Grundlage unserer gesamten Kommunikationstechnik, nachweisen können.

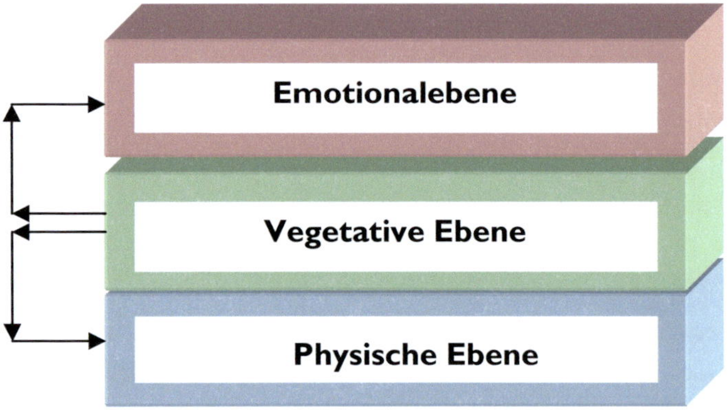

Abb. 14 Die **Vegetative Ebene** vermittelt die Lebensimpulse zur materiellen Daseinsform - und fügt unserem Empfinden eine Qualität zu, die aus der Materie selbst zu kommen scheint.

Bioenergetische Felder durchdringen den Körper und bilden die Grundlage der Lebensvorgänge bis hinab in die mikroskopischen Ebenen - einschließlich der zellulären Ebene. Jede Zelle besitzt *ihr* bioenergetisches Feld, das die Aktivität der Stoffwechselmechanismen in der Zelle begleitet und mit ihnen korrespondiert. Das bedeutet, dass ein lebhafter Stoffwechsel von einem stärkeren bioenergetischen Feld begleitet wird - wer dafür verantwortlich ist (im Sinne von 'kausal'), ist Ansichtssache. Der Biophysiker würde die Ursache, so er die Lebensenergie anerkennt, vielleicht dem Stoffwechselgeschehen zuschreiben, der Bioenergetiker eher dem Bioenergetischen Feld. Doch das ist Wort- und Gedankenklauberei, schließlich handelt es sich hier um Bilder oder Modelle, und wo die wahren Ursachen sind, wissen wir ganz und gar nicht.

Jedes Ding hat seine Aura

Die *Zellulären Bioenergetischen Felder* überlappen und bilden so eine Struktur, in der sich beispielsweise Organfelder erkennen lassen. Im Ganzen entsteht so das Bioenergetische Feld eines einheitlichen Organismus, den wir als Körper wahrnehmen. Das Wahrnehmen schließt alle bekannten Sinneswahrnehmungen ein, das auch Sehen, Hören und Riechen - daran wird ersichtlich, dass wir ein 'Fernwirkendes System' besitzen, das weit über unsere Körperoberfläche hinausragt. Damit ist eigentlich schon klar, dass ein Bioenergetisches Feld nicht eine Art 'Aura' (oder gar nur ein anderes Wort dafür) ist. Verkürzt gesagt ist auch das Sehen bis zum Horizont, bis zum sternenübersäten Nachthimmel ein Hinausstrecken des Bioenergetischen Feldes - immer vorausgesetzt, wir akzeptieren das Sehen als einen aktiven Vorgang, der Verbindung zum Kosmos aufnimmt, im Unterschied zum heutigen naturwissenschaftlichen (und medizinischen) Verständnis von Sinneswahrnehmungen.

Dieser Punkt, die besonderen Eigenschaften von Sinneswahrnehmungen, ließe sich noch beträchtlich erweitern, und es wäre wohl eine ebenso spannende wie umfangreiche Erkenntnisarbeit. Doch das würde uns von unserem Thema zu weit abführen - wir wollen hier nur das vorstellen, was zum Verständnis von Blockaden und von Blockadenfeldern notwendig ist.

Ich sehe, was Du tust

Ein weiterer kritischer Punkt soll hier kurz gestreift werden. Wir sind uns normalerweise nicht im Klaren darüber, wie Lebewesen agieren und handeln können und dies in völligem Einklang mit der Wahrnehmung anderer. Das ist uns so selbstverständlich, dass nicht einmal Philosophen auf den Gedanken kommen, diese einfache Problematik zu erwähnen. Sie fällt uns nicht auf, weil wir es nicht anders gewöhnt sind. Mag sein, dass einzelne Schwachsinnige oder Irre solcherart Beobachtungen gemacht und mitgeteilt haben. Doch wer würde sie ernst nehmen.

Wir umgehen also normalerweise dieses fundamentale Problem, indem wir von einer 'passiven Sinneswahrnehmung' ausgehen. Johann Wolfgang v. Goethe ist in seiner naturwissenschaftlichen Betrachtung davon abgewichen, doch er hat sich nicht durchsetzen können. Sonst wäre er wohl auf diese Problematik gestoßen.

Warum weisen wir auf so etwas wie eine 'Abstimmungsproblematik' von Sehen und Handeln (um ein Beispiel herauszunehmen) hin? Nun, in neuerer Zeit hat es einen Ansatz gegeben, der in diese Richtung weist: die Gestalt-Lehre von Victor von Weizsäcker. Er spricht von der Einheit von Wahrnehmung und Bewegung als einem fundamentalen Lebensprinzip, an dem er in seinen späteren Jahren geforscht hat ('Der Gestaltkreis'). Seine Erkenntnisse haben in die Medizin unserer Zeit keinen Eingang gefunden, seine Lehre ist weithin unbeachtet geblieben und hat nur eine kleine Schar von Anhängern gefunden.

Das wundert nicht, wenn man weiß, dass er sich, als Schulmediziner, auf Gegenkurs zur Schulmedizin befand. Nach seinem Tod Mitte der Fünfziger Jahre ist seine Lehre wohl noch einige Zeit von seinen Schülern verbreitet worden, doch diese wurden, wenn sie eine einflussreiche Stellung besetzten, bald darauf aus ihren Positionen an der Universität Heidelberg verdrängt.

Nach diesem kurzen Ausflug in Heidelberger Universitätsgeschichte und unpopuläre wissenschaftliche Entwicklungen wollen wir nur noch zusammenfassend auf die Problematik 'aktiver Sinneswahrnehmungen' eingehen. Es bleibt, so möchten wir sagen, ein Geheimnis der Natur, wie sie es arrangiert, dass wir dann eine Bewegung bei einem anderen Menschen sehen, wenn diese auch für seine Wahrnehmung stattfindet. Es geschieht also eine Koordinierung von Sinneswahrnehmung zwischen Menschen in einem so perfekten Ausmaß, dass eine für uns zweifelsfreie gemeinsam wahrzunehmende Realität entsteht. 'Ich sehe, dass Du gehst, während Du siehst, wie ich Dich sehe.'

Dieses Wechselspiel von Wahrnehmung und Bewegung ist so feinsinnig ausgeklügelt, dass wir es nicht einmal als das Wunder wahrnehmen, das es ist. Es gilt übrigens für alle Lebewesen gleichermaßen, es gilt auch für leblose Dinge, denen wir keine Wahrnehmung zubilligen, Steine beispielsweise, oder künstliche Geräte und Maschinen. (Allerdings dürfen wir sicher sein, dass deren Wahrnehmung und 'Bewusstsein' von gänzlich anderer Art ist als unsere menschliche.)

Warum erwähnen wir also das Problem, wenn wir es doch nicht erklären können? Könnten wir es nicht bei der bisherigen Anschauung belassen?

Die Subjekt-Objekt-Trennung

Nun, wir haben eine 'moderne Entwicklung' (sie ist jetzt immerhin hundert Jahre alt!) in der Naturwissenschaft gehabt, der wir die Quantentheorie verdanken. Diese hat uns aus dem Traum von einem *rein objektiv beobachtbaren* Universum gerissen. Daher dürfen wir uns nicht Gedankengängen verschließen, die in der modernen Naturwissenschaft inzwischen Allgemeingut geworden sind, wir wollen es auch nicht. Jeder Physikstudent lernt, dass es keine scharfe Trennung zwischen objektiver und subjektiver Beobachtung geben kann, zumindest nicht im Bereich des Mikrokosmos. Es handelt sich also bei der bekannten 'Subjekt-Objekt-Trennung' um eine Näherung, die man bisher für den Makrokosmos als zulässig angesehen hat - und dies noch immer tut. Wie lange diese Ansicht noch Bestand haben wird, ist allerdings fraglich. Fraglich auch angesichts der neueren Entwicklung in der Biophotonenforschung des Biophysikers Fritz-Albert POPP. Wir tun also gut daran, uns schon jetzt darauf einzustellen, dass auch Bioenergetische Felder 'quantenmechanische Eigenschaften' haben. Genauer wollen wir dies an dieser Stelle nicht ausdrücken und auch nicht weiter verfolgen.

Was leisten Bioenergetische Felder?

Das 'Bioenergetische Feld' als Träger und Initiator der Lebensvorgänge ist ein brauchbares Konzept, um die Eigenschaften lebender Systeme erklären zu können. Wir dürfen nur nicht den Fehler machen und versuchen, Bioenergetische Felder auf andere Größen zurückzuführen. In ihrer Art sind sie einmalig, unverwechselbar und können nicht in Bausteine zerlegt werden. Sie gehören zu einer eigenen Energieebene, die sich über der physiko-chemischen Ebene befindet und zu ihr orthogonal ist (inkommensurabel), d. h. ausschließend im logischen Sinn. Andererseits sind sie an diese auf eigenartige, uns nicht verständliche Weise gekoppelt und lösen sich im Sterbevorgang von ihr ab - vereinfacht gesprochen.

Weitere Informationen über Bioenergetische Felder werden wir erst haben, wenn sich die Wissenschaft mit ihrer Existenz anfreundet und dazu beiträgt, diese Informationen durch systematische, wissenschaftliche Forschung zu beschaffen. Es wäre ein eigenes Buch wert, die Geschichte unserer Naturwissenschaften darauf hin zu untersuchen, in welcher Weise sie den Ausschluss der Vitalisten betrieben und damit, zwar, die Entwicklung von Technik und Industrie gefördert, gleichzeitig aber das *Ökologische Problem* begründet hat. Unser (Un-) Verständnis der Lebensvorgänge beruht auf dieser Entwicklung - wie H. PIETSCHMANN überzeugend dargelegt hat.

Zunächst mag es genügen, ihre Existenz im Sinn einer Hypothese anzunehmen und zu versuchen, unsere Kenntnisse über Lebensvorgänge in ein gut organisiertes Bild einzubauen. Des Weiteren wollen wir versuchen, die Frage von *Krankheit und Gesundheit* in diesem Licht neu zu betrachten.

Krankheit als Störung *biochemischer* Vorgänge zu betrachten, ist der heute in der Wissenschaft vorherrschende Weg. Das wird durch die neuere Genomforschung noch unterstrichen. Bisher kann die Biochemie jedoch die komplizierten Wechselwirkungen zwischen den Zellen oder zwischen Zellverbänden in Organen nicht erklären.

Dagegen lässt sich mithilfe des bioenergetischen Konzeptes ein tragfähiges Modell zur Erklärung verschiedener Phänomene bei der Krankheitsentstehung aufstellen. Daher wollen wir davon ausgehen, dass ein gesunder Organismus ein *bioenergetisches Feld mit einem spezifischen und fein strukturierten Grundmuster* besitzt, das als Motor für die chemischen und physikalischen Abläufe dient. In dieser Hinsicht folgen wir einem alten esoterischen Konzept, das in der Indischen Mystik eine gewisse Rolle gespielt hat. Neuerdings ist es von R. SHELDRAKE als 'Morphogenetisches Feld' wieder in die Diskussion gebracht worden, konnte sich bisher aber nicht gegen die strikte naturwissenschaftliche Auffassung durchsetzen. Das ist ein nicht zu übersehender Mangel, den die so genannten 'Biowissenschaften' nicht zu beseitigen vermögen, weil sie noch immer an ihrem physiko-chemischen Grundmodell festhalten. Vereinfacht gesagt, beharren sie darauf, alles Leben auf eine zugrunde liegende materielle Struktur zurückzuführen (sog. Reduktionismus), die durch die Chemie und die Physik bis ins Subatomare erklärt zu werden scheint.

Alles ist Materie?

Daran ändert auch die Evolutionstheorie nichts, die im Lauf der Entwicklungsgeschichte die Entstehung des Lebens als grundlegend neue Qualität anerkennt, diese Eigenschaft aber der 'Komplexität molekularer Strukturen' zuschreibt. Damit bleibt sie im Einklang mit der Physik und stellt sicher, dass keine fundamentale Erweiterung ihres Weltbildes über das physikalische hinaus notwendig wird - eine Leistung, die sie nicht zu bringen in der Lage wäre, weil ... nun, das mögen die Biowissenschaftler selbst erklären. Jedenfalls hat diese Verweigerung weiterführender Annahmen und Erkenntnisse eben jene katastrophale Lage geschaffen, in der sich die Moderne Medizin wie auch die Biowissenschaften befinden. Vereinfacht ausgedrückt - sie sind auf einem Kenntnisstand stehen geblieben, der etwa der Mitte des 19. Jahrhunderts entspricht, und in Teilen sogar dahinter zurückgefallen.

Daran ändert die gegenwärtige Euphorie über die Entschlüsselung des menschlichen Genoms nichts Prinzipielles. Es sind Erkenntnisse, die sich aus einer Verlängerung ihres obsoleten naturwissenschaftlichen Ansatzes ergeben. Dass sie damit Wirkungen erzielen können, liegt an anderen Dingen, die zu untersuchen kommenden Generationen vorbehalten sein wird. Tatsache ist und bleibt, dass unsere sogenannten Biowissenschaften dort, wo sie sich auf die Naturwissenschaft berufen, 'lebensfeindlich' sind - und die entsprechenden Ergebnisse hervorbringen, notwendigerweise hervorbringen müssen. Denn nach ihrer Auffassung geht Leben aus der unbelebten Materie hervor - ganz gleich, wie sie es wenden und drehen. Man möchte sie fragen: Ist Materie wirklich alles?

Leben schafft Qualitäten noch und noch

Nach dieser kurzen erkenntnistheoretischen Ausleuchtung eines gravierenden Gegenwartsproblems kehren wir zu unserem eigenen Ansatz zurück. Vielleicht ist jetzt klarer, warum wir so eindringlich darauf beharren müssen, der physiko-chemischen (Energie-) Qualität eine andersartige hinzuzufügen. Genau genommen sind es sogar mehrere andersartige Qualitäten - oder anders gesagt, jede Ebene unseres Modells fügt den anderen Ebenen in toto eine weitere

weitere Qualität hinzu. Das ist damit gemeint, wenn wir von einer Energieleiter sprechen, die zwischen den Ebenen alle Wechselwirkungen zulässt, die möglich erscheinen - und doch nicht eine Ebene durch die Eigenschaften der anderen Ebenen erklären will. So sind alle 'Sprossen der Leiter' (um in diesem Bild zu bleiben) *unverzichtbar* - und der gesamte Lebensprozess spannt sich gleichsam über eine Sprossenfolge von Qualitäten in unendliche Höhen.

Damit wird verständlich, dass die bioenergetischen Steuerungsprozesse nun ihrerseits einer ('geistigen') Kontrolle unterliegen, die von höherer Ebene aus geschieht (siehe wiederum Abbildung 2). Konsequenterweise müsste man eigentlich fordern, dass jede Ebene auf die 'bioenergetische Ebene' einwirkt - also auch die Physische Ebene. Das ist in der Tat der Fall - wir lassen aber diesen Mechanismus gegenwärtig außer Betracht, weil wir Wert darauf legen, dem Geistigen Aspekt des Menschen das Primat über die Materie zuzuweisen. Damit befinden wir uns im Einklang mit einem neueren Konzept der Quantentheorie, das von C. F. von Weizsäcker in den letzten Jahren entwickelt wurde. Dieses führt über die Physik hinaus in eine Metaphysische Betrachtung der Quantentheorie und zeigt, dass der Mensch im Erkennen der Materie (das ist Physik) seine 'geistige Präsenz' verwirklicht (meine Formulierung). Wer mehr darüber wissen möchte, kann dies bei Carl Friedrich v. Weizsäcker "Zeit und Wissen" nachlesen. Für unsere Zwecke ist diese Kenntnis jedoch nicht vonnöten.

Die Bioenergetische Sphäre

Bioenergetisches Verhalten ist nur die Basis menschlichen Lebens, das physiologisch Notwendige, um die *Funktionsfähigkeit des Organismus* aufrecht zu erhalten. Aber auch emotionale Energiefelder durchfluten uns ebenso wie mentale und spirituelle Energiefelder, wobei 'spirituell' eine Zusammenfassung weiterer Energieformen bedeutet, die sich nach der altindischen Philosophie zwar darstellen lassen, für unser Verständnis innerhalb unserer (geistig-seelischen) Kultur jedoch unverständlich und nichtssagend sind und daher nicht betrachtet werden sollen. (Siehe beispielsweise auch bei *Ken Wilber.*)

Ein Mensch, der nichts weiter als eine bioenergetisch gesteuerte Maschine wäre, befände sich im Zustand tiefer Bewusstlosigkeit, im Koma. (Man sagt wohl auch, er 'vegetiere' dahin.) Sein inneres Steuerungssystem wäre auf die 'vegetative' Komponente zurückgeschraubt.

Daher können wir die bioenergetische Ebene auch die 'vegetative' Ebene nennen. Als solche entspricht sie der *Organisationsstufe der Pflanzen*, der 'Vegetation'. Diese biologische Organisationsstufe stellt auf dem Planeten 'Erde' eine Besonderheit dar, die im Prinzip bekannt, aber immer noch nicht genügend *gewürdigt* ist. *Pflanzliches Leben* ist die Grundvoraussetzung allen Lebens, wie wir es kennen - zumindest aber derjenigen Formen, die wir wissenschaftlich als 'lebend' einstufen.

Tiere und Menschen sind auf die pflanzliche Lebensform angewiesen - schon allein wegen des Sauerstoffs, der ja von den Pflanzen durch Spaltung des 'Verbrennungsrückstandes' CO_2 *erzeugt*, von den 'höheren' Lebewesen durch Verbrennung aber *verbraucht* wird.

Genau betrachtet ist unsere Abhängigkeit von den Pflanzen aber noch größer: Nur die Pflanzen sind in der Lage, Sonnenenergie umzuwandeln und zu speichern. In der Fotosynthese wird aus Sonnenenergie ein Energievorrat geschaffen, auf den Mensch und Tier angewiesen sind.

Systemisch gesehen, besteht unsere Biosphäre aus einem ausgedehnten Vegetationsgürtel, der, nimmt man das Meeres-Plankton hinzu, den größten Teil der Erde bedeckt und als riesige Antenne zur Aufnahme der Sonnenenergie dient - gleichsam eine gigantische Solarzelle. Sie wandelt diese Energie in Bioenergie um, von der ein Teil in der Nahrung gespeichert wird.

Der weitaus größere Teil wird als 'Bioenergetisches Feld' in der Biosphäre aufgebaut und durchdringt hier *alles Stoffliche* - selbst in die Erde dringt dieses Feld ein, vom Meer ganz zu schweigen, und lässt noch in tiefen Lagen pflanzliches Leben gedeihen. So erst ist 'Biosphäre' in ihrer eigentlichen Bedeutung zu verstehen.

Sonnenenergie ist also die ursprüngliche Quelle der Bioenergie. Würde die Sonne heute erlöschen, wäre in kurzer Zeit alles Leben auf der Erde verschwunden - auch der Mensch. Das Bioenergetische Feld, das die Erde umgibt, würde zusammenbrechen. Wären diese Zusammenhänge dem Menschen voll bewusst, würde er mit der *vegetativen Komponente der Natur* etwas sorgsamer umgehen - auch mit seiner Eigenen.

Hier liegt auch der Grund dafür, dass die Versorgung des Menschen mit vegetativer Nahrung ausreicht - der Vegetarier ist lebensfähig. Zwar hat sich der Organismus auch an tierische Nahrung evolutionär angepasst - mit allen damit verbundenen Vor- und Nachteilen, die hier nicht diskutiert werden sollen, aber die Behauptung der Wissenschaftler, dass der Mensch tierische Nahrung 'brauche', ist falsch: Er kann sich durchaus wieder in einen Zustand bringen, in dem ihm pflanzliche Nahrung genügt, und er würde dann für die wissenschaftliche Forschung die notwendigen statistischen Beweise liefern. (Die wissenschaftlich gewonnenen Kenntnisse und Normwerte stammen noch weithin von Nicht-Vegetariern, von Karnivoren!)

Die Erde belehrt uns

Nehmen wir an, wir alle stehen in einer Entwicklung, die uns unserer eigenen Vollkommenheit näher bringt - einer Vollkommenheit, die ebenso in unseren geistigen 'Genen' angelegt ist wie die Vollkommenheit unseres Körpers.

Das würde bedeuten, dass unsere Entwicklung ein Wachstum ist, das inneren Gesetzmäßigkeiten ebenso gehorcht, wie das Wachsen unseres Körpers - zunächst im Mutterleib und noch lange danach, nach der Geburt.

Dieses *Wachsen auf jeder Ebene* ist irgendwie gekoppelt - wie, wissen wir zurzeit noch nicht. Wird unser emotionales, mentales und 'spirituelles' Wachstum gestört, dann kann sich unser körperliches Wachstum nicht optimal vollziehen, und umgekehrt. Stört man unsere körperliche Entwicklung, so wird auch unsere emotionale, mentale und spirituelle Entwicklung dadurch beeinflusst. Alles hängt miteinander zusammen, wie wir sehr wohl wissen, auch wenn wir den Satz: 'Nur in einem gesunden Körper kann ein gesunder Geist wohnen!' so heute nicht mehr akzeptieren können.

Nun gibt es andere energetische Zusammenhänge, in die wir als Mensch ebenso eingebettet sind wie in die Biosphäre. Wir sprachen bereits über das planetarische Energiefeld, in dem wir uns alle befinden. Natürlich ist dieses Feld nicht die Grenze unseres Systems nach oben, denn auch unser Planet gehört zu einem größeren System: dem Sonnensystem. Wie wichtig die Sonne für alles Leben auf der Erde ist, haben wir bereits erwähnt.

Unser Sonnensystem wiederum gehört zur 'Milchstraße', einem der Spiralnebel des Systems, das wir mangels weiterer Kenntnisse *Universum* nennen - das heißt, wir wissen einfach nicht, wie es weiter geht, und ob nicht noch größere Systeme dieses Universum einschließen.

Alle diese Systeme haben ihre eigenen Wachstums- und Entwicklungsprozesse, sie sind dynamisch im geistigen Sinne, sie 'leben' - nach Gesetzen, die für uns unvorstellbar sind.

Die Wissenschaft sieht dies heute anders. Für unsere wissenschaftliche Denkweise ist Leben eine besondere Erscheinungsform der Materie, die prinzi-

prinzipiell als leblos gedacht wird. Das hat seine Gründe, auf die wir bereits hingewiesen haben. Dennoch bringt dieser wissenschaftliche 'Glaube' Schwierigkeiten mit sich, die wir hier kurz erwähnen wollen. Systemtheoretisch ist es unsinnig, ein 'lebendes System' als Teilsystem eines größeren 'unbelebten Systems' (hier: Universum) zu vermuten. Gleichzeitig wird aber gefordert, dass das 'lebende System' evolutionär auf einer höheren Stufe steht. Kurz gesagt bedeutet dies: 'Der Teil ist mehr als das Ganze'. Das strapaziert unsere Logik ganz erheblich, und man kommt nur damit zurecht, wenn man es außer Acht lässt.

Dagegen fordern wir in unserer 'Ganzheitlich Systemischen Bioenergetik', dass LEBEN eine Eigenschaft des Ganzen ist und sich daher notwendigerweise allen Teilsystemen vermitteln muss - in welcher Form auch immer. Das führt uns zwangsläufig zu einer anderen Auffassung von 'Leben', die weit umfassender als die wissenschaftliche ist. Auf diese Weise begegnen wir wieder den kulturell bedeutsamen Lehren unserer Vorfahren - hier wie da, in unseren Breiten wie in anderen Teilen der Welt. Auf diese Weise nähern wir uns wieder einem ganzheitlichen Konzept, das Altes Wissen und Neue Erkenntnis in Einklang miteinander bringen kann.

Bioenergetisch gesehen wird das Universum von Energien ungeahnten Ausmaßes durchflutet, denen auch wir ausgesetzt sind – den *kosmischen Energien*.

Wir können nicht wissen, was 'kosmische Energien' wirklich sind - aber wir können uns vorstellen, dass unsere 'kleine Erde' von Einflüssen energetischer Art immer wieder mitgenommen wird, die unser Dasein prägen und umgestalten. Auf welcher Ebene wir diese kosmischen Energien auch vermuten wollen - sie werden jede Ebene betreffen, die wir in unserem 'menschlichen Wesen' als bestimmend erfahren: geistig, seelisch und körperlich.

Wir - das bedeutet: *unsere Erde* - werden im Auf und Ab dieser kosmischen Energien genauso von rhythmischen oder periodischen 'Jahreszeiten' umspült, wie wir das auf der Erde erfahren - nur sind die 'Jahre', die Perioden, wesentlich länger. So kennen wir eine Periode von ca. 25.000 Jahren, die durch die Pendelbewegung unserer Erdachse entsteht. Dadurch verschiebt sich der 'Frühlingspunkt' (d. i. die Stelle im sogenannten Tierkreis des Sternensystems, wo wir im Frühjahr die Sonne aufgehen sehen) und durchläuft in dieser unvorstellbar langen Zeit einen Kreis, eben diesen Zodiak oder Tierkreis.

Etwa alle 2500 Jahre wandert der Frühlingspunkt gerade um ein 'Sternzeichen' (dies entspricht einem 'Sternen-Monat' oder Zwölftel des Tierkreises) weiter und wir beginnen ein 'neues' Zeitalter.

So hat im letzten Jahrhundert der Frühlingspunkt das 'Fische'-Zeichen verlassen und ist in das 'Wassermann'-Zeichen eingetreten. Folglich sprechen wir vom 'Wassermann'-Zeitalter oder dem 'New Age', in Erwartung 'neuer' kosmischer Energien, die uns in alten Schriften als 'friedlich-aufbauend' verheißen sind.

Aufgrund unserer eigenen, kurzlebigen Erfahrung, können wir uns die Bedeutung solcher 'kosmischer Jahreszeiten' für die Entwicklung der Menschheit nicht so recht vorstellen, weil die Zeitspannen im Vergleich zu einem Menschenleben sehr lange sind. Selbst unsere aufgezeichnete menschliche Geschichte umfasst nur wenige 'Tage' dieses kosmischen Zyklus.

Wir sind also etwas auf Spekulationen angewiesen, wenn wir über mögliche 'kosmische' Einflüsse sprechen - verständlich, dass wir diesen 'astro-logischen' Deutungsversuchen im Allgemeinen skeptisch gegenüberstehen. Weitgehend zu Recht, denn es gibt zu viel 'Ungereimtes' auf diesem Gebiet, das sich die Wissenschaft noch nicht zu Eigen gemacht hat.

Oder sagen wir besser: nicht wieder zu eigen gemacht hat, denn zu alten Zeiten war die Beschäftigung mit kosmischen Zyklen und deren Auswirkung auf Menschen, Völker und ihre Geschichte eine normale wissenschaftliche Aufgabe. Der Einwand moderner Wissenschaftler, astrologische Deutung sei *unwissenschaftlich*, beweist nicht, dass sie es vom Thema her sein muss - wie überhaupt jeder Wissenschaftler weiß, dass 'wissenschaftlich' ein Prädikat seiner Forschungsmethode und nicht seines Forschungsgegenstandes ist!

Aber zurück zur kosmischen Reichweite unseres Entwicklungsprozesses! So, wie wir als Einzelne eingebettet sind in die geschichtliche Entwicklung unseres Volkes, der Menschheit, der ERDE (also globalen Zusammenhängen unterliegen), ist unsere Erde eingebettet in die Entwicklung unseres Sonnensystems. Was ist das *Ziel* dieser Entwicklung? Gibt es überhaupt ein Ziel?

Vom Menschen nehmen wir an, dass er sich immer höher entwickelt. Von der ERDE vermuten wir Ähnliches, hat sie doch den Menschen hervorgebracht

- wenngleich die heutige Umweltverschmutzung eher das Gegenteil zu beweisen scheint!

Was aber wissen wir über die Evolution des Sonnensystems?

Fast nichts. Nur die Physiker äußern sich zur langfristigen Entwicklung der Sonne, wenn auch skeptisch, weil sie meinen, dass die Sonne einfach ausbrennt, erlischt. Zwar erst in Jahrmillionen, aber anderes trauen sie unserem 'kosmischen Übersystem' nicht zu. Lassen wir diese Frage also offen.

Wir sollten allerdings damit rechnen, dass auch im Sonnensystem, in der Milchstraße usw. evolutionäre Prozesse laufen, über die wir zwar nichts wissen, die uns aber über zuströmende Energien *positiv oder negativ* beeinflussen. Was Wunder, dass kriegslüsterne Regenten früher ihre Hofastrologen über die Chancen militärischer Unternehmungen befragten.

Was hat das alles nun mit Krankheit zu tun?

Nun, wir beobachten in der Geschichte der Menschheit Krankheiten, die uns 'global' erreichen: die *Epidemien* und *Endemien*. Darunter versteht man Krankheiten, meist 'Infektionskrankheiten', die nicht nur Einzelne, sondern ganze Bevölkerungsteile' befallen. Stellen wir uns die Menschheit als 'Organismus' vor, so werden nicht nur einzelne 'Zellen' (das Individuum), sondern übergeordnete Systeme, vielleicht ganze 'Organe' oder 'Organsysteme' davon betroffen.

Wir können uns nun weiter vorstellen, dass diese 'übergeordneten' Krankheiten von kosmischen Energien gespeist werden, einfach, weil sie im größeren Zusammenhang auftreten. Betrachten wir dies als Annahme, als Hypothese, deren Beweis noch aussteht. Dann könnten wir an der globalen Ausbreitung von Epidemien etwas über den 'Zustrom' kosmischer Energien ablesen - beispielsweise bei *Grippe*-Epidemien, bei der Maul- und Klauenseuche, bei AIDS usw. Oder in früheren Zeiten beim Auftreten der Pest, der Tuberkulose, Syphilis, Cholera usw.

Stellen wir uns eine Erdkarte vor, die uns die Ausbreitung solcher Epidemien zeigt, so sehen wir 'Flecken von Krankheit' auf dem Gesicht der Erde wie Masernrötungen in einem Kindergesicht. Nehmen wir noch die Zeitdimension hinzu - gleichsam im Zeitraffer-Verfahren - so erkennen wir krankhafte Zustände im Evolutionsprozess der Erde, die sich im Wohlbefinden der Menschheit widerspiegeln. (Natürlich modifiziert durch den Entwicklungsstand des lokalen Systems der medizinischen Versorgung, der hygienischen Errungenschaften und des Lebensstandards eines Volkes und was sonst noch ...)

Bevor wir auch in unserer geistigen Haltung, in unserem inneren Wachstum von den neuen Energieströmen des Wassermannzeitalters profitieren können, müssen die entsprechenden Veränderungen in allen unseren 'Körpern', also im Physischen Körper, im Emotionalkörper, im Mentalkörper und in den Spirituellen Körpern stattfinden.

Darauf müssen wir uns *einstellen*, oder wir haben 'Entwicklungsprobleme besonderer Art zu erwarten, die sich nicht in den Rahmen unseres gegenwärtigen Wissens einordnen lassen.

Wir können auch im Jahresablauf die Energien der verschiedenen Jahreszeiten nicht richtig verarbeiten, wenn unser Organismus sich nicht darauf einstellen kann. Das geschieht heutzutage leicht, leichter als früher, und vor allem dann, wenn wir in unseren routinierten Jobs jahraus, jahrein unseren Programmen folgen, die unabhängig von der Natur eingerichtet werden. Viele von uns arbeiten bei Kunstlicht, nicht selten in klimatisierten Räumen und nach Regeln, bei denen es nicht auf das Wetter oder die Jahreszeit ankommt. Im Gegenteil, wir versuchen uns so unabhängig wie möglich von der Natur zu machen.

Dennoch spüren wir alle die Veränderungen, die wir vor allem im Frühjahr und Herbst durchlaufen, auch wenn die wahren Vorgänge medizinisch noch wenig bekannt sind. Der Zustrom von Energiefeldern ändert sich im Rhythmus der Jahreszeiten, er ändert sich mit den Wetterlagen, vor allem in jenen Phasen, wenn Kalt- oder Warmfronten über uns Hinwegziehen. Unser vegetatives System tastet alle klimatischen Bedingungen weiträumig ab - es gibt Hinweise darauf, dass Wetterfronten, die noch Hunderte von Kilometern von uns entfernt sind, bereits zu Anpassungsvorgängen in unseren Zellen führen. Da ist es natürlich problematisch, wenn wir unsere täglichen Programme - beispielsweise feste Arbeitszeiten und Zielorientierte Tätigkeiten abseits der natürlichen Ereignisketten - durchführen, ohne dem Körper die nötigen Anpassungen zu erlauben. Im Gegenteil, wenn wir uns schlaff und abgespannt fühlen, halten wir es normalerweise für eine Schwäche und versuchen solche Zustände zu unterdrücken - notfalls mit Hilfe von Medikamenten oder Aufputschmitteln.

Vegetative Felder, die uns in unregelmäßigen Abständen erreichen, pulsieren in unser vegetatives System und fordern es zur Aktivität auf. Das bindet Energien, vereinfacht gesagt, die uns für unser Arbeitsprogramm nicht zur Verfügung stehen. Daher besteht für den modernen Menschen ein dauerndes Spannungsverhältnis zwischen den 'natürlichen Einflüssen' und den 'gesellschaftlichen Erfordernissen' - verstärkt durch unsere innere Haltung zu Pflichten und Aufgaben, die uns auferlegt werden, oder die wir uns selbst auferlegen. Im Allgemeinen haben wir kein Verständnis mehr für die subtilen Bewegungen in unserem Körper - er stört uns allenfalls, wenn er sich unserem planvollen Wollen widersetzt.

Würden wir uns ein wenig mehr für diese Vorgänge in unserem Körper interessieren, so könnten wir wahrnehmen, wie sich auf zellulärer Ebene ein ständiges Kommen und Gehen abspielt: Zellen entstehen, andere Zellen sterben ab - und beide Vorgänge sind angekoppelt an die natürlichen Rhythmen des Wachsens und Vergehens, wobei in unseren Breiten die Wachstumsprozesse im Frühjahr überwiegen, im Herbst sind es dagegen die Abbauprozesse. Dennoch erwarten wir, dass unser Körper immer gleich funktioniert, als sei er eine Maschine, die immer gleich leistungsfähig ist.

Die Wirklichkeit sieht dagegen anders aus - es ist eine *biologische* Realität, keine maschinelle oder technische. Ständig müssen Ordnungsprozesse von statten gehen: Einerseits sind es Wachstumsprozesse, andererseits sind es destruktive Prozesse. Beide konsumieren Energie und wandeln diese in 'Wärme', d. i. ungeordnete Bewegung in allen möglichen 'Freiheitsgraden' [2] um.

Wachstum und Vergehen sind immer eng miteinander verkoppelt und treten gewissermaßen als Zwillingsbrüder in Erscheinung, auch wenn in einzelnen Fällen der eine oder andere Prozess überwiegt, wie wir gesehen haben. So ist es in der Natur, so ist es naturgemäß im Körper.

Biologische Energien, also Energien aus der uns umgebenden Natur, stehen in steter Wechselwirkung mit unserem vegetativen System - jede einzelne Zelle ist an solche Energiefelder angekoppelt, auch dann, wenn wir unter künstlichen

---

[2] Man nennt diese Prozesse 'dissipativ'

Bedingungen arbeiten. Dabei handelt es sich gleichsam um ein Resonanzgeschehen - um eine Feinabstimmung also, die zwischen den natürlichen Feldern und den körpereigenen Feldern besteht und beständig erneuert wird. Das funktioniert, seit wir die Erde betreten haben, ohne dass es uns in besonderer Weise auffällig werden würde. Wir spüren allerdings hin und wieder, dass wir mehr Ruhe brauchen als sonst, oder dass wir weniger leistungsfähig sind, als wir es von uns normalerweise gewöhnt sind. Solange wir ein Minimum an Anpassung zulassen, haben wir keine gesundheitlichen Probleme - selbst dann nicht, wenn der Körper auf schädliche Energien reagieren und diese abwehren oder verarbeiten muss. Er tut dies nach seinen eigenen Programmen, die uns weithin verborgen sind. Und sie arbeiten um so besser, je weniger wir eingreifen und sie durch gezielte Maßnahmen zu beeinflussen suchen - genau genommen, sind sie immer im Bereich eines 'relativen Optimums', wobei sich das Prädikat 'relativ' auf die jeweils herrschenden Bedingungen bezieht - Bedingungen, die sich aus den klimatischen Verhältnissen ebenso ableiten wie aus unseren Gefühlszuständen. Ein 'heiteres Binnenklima', bildlich gesprochen, sorgt für günstige Bedingungen und erleichtert alle regulativen Maßnahmen, die der Körper ständig einleiten und durchführen muss. Dagegen sind ängstliche oder sorgenvolle Gemütslagen immer eine Erschwernis für das körpereigene Regulationsgeschehen.

Nun wäre das Ganze weiter nicht bemerkenswert, wenn es nicht darüber hinaus jene Entwicklungsströmungen gäbe, von denen wir zuvor gesprochen haben. Diese ändern die Bedingungen, in denen das vegetative System agieren muss, und oft in unvorhersehbarer Weise. Das wiederum erfordert Anpassungsleistungen der besonderen Art - nämlich die Anpassung an völlig neue Umgebungsbedingungen, die uns größtenteils nicht bekannt sind, die sich unserer bewussten Wahrnehmung weithin entziehen.

Hier kommt nun die Blockadentheorie ins Spiel: Sie hilft uns, das Neue als ein Auftreten von Blockaden in einem reibungslos tätigen System zu begreifen.

Stellen wir uns zum Beispiel vor, wir wären Zuschauer bei einem Fußballspiel und es würde nach einem reibungslosen Spielverlauf ein neuer Mitspieler eingewechselt. Womöglich ein Spieler, der noch nie in dieser Mannschaft gespielt hat - oder gar ein Spieler, der noch nie Fußball gespielt hat. Keine Frage, dass der Ablauf des Spieles erheblich gestört würde.

Blockaden sind also gleichsam Mitspieler, die unsere (körpereigenen) Spielregeln noch nicht kennen. Vielleicht auch solche, die erst das Tätigwerden im 'organischen Geschehen' erlernen müssen. Wie immer wir es zu erklären versuchen, es ist schlicht unmöglich, Blockaden zu verstehen. Sie sind, biologisch gesehen - systemfremd.

Das könnte nun zu der Auffassung führen, dass Blockaden gewissermaßen Barrieren darstellen, die den körpereigenen Rhythmus stören. Also Störfälle und nichts weiter. Das wäre allerdings ein durch und durch negatives Konzept, das unser medizinisches Wissen um einen weiteren krankmachenden Faktor vermehren würde. Anders gesagt, es wäre ein destruktives Konzept und als solches würde es sich zusätzlich als belastend für Körper und Seele erweisen.

Keine Frage, dass wir ein solches Konzept nicht brauchen können. Andererseits ist die Auffassung weit verbreitet, dass Blockaden solche negativen Störfaktoren sind. Wir müssen uns also immer wieder vergegenwärtigen, dass unser Blockadenmodell ein *durch und durch positives* Konzept darstellt, das uns von anderen negativen Konzepten, die noch reichlich bestehen und verbreitet werden, befreien kann.

Am einfachsten ist wohl, wenn wir den Blockaden einen Doppelcharakter zuordnen - sie sind, wie jedes Neue, eine Bereicherung für das Bestehende. Andererseits müssen die notwendigen Anpassungen und Eingewöhnungen ablaufen, bevor sie ihren Charakter als Blockade verlieren und dem organischen Zusammenspiel eine neue Qualität verliehen haben.

Diesem zweiseitigen Verständnis können wir also folgendermaßen entgegenkommen. Wir nehmen der Einfachheit halber an, dass

- Blockaden auf die gewöhnlichen Energieströmungen mit Widerstand reagieren - sie wollen nicht ins 'alte Muster' eingepasst werden.
- Blockaden auf die neuen Energieströmungen, die die Entwicklung voranbringen, freudig oder resonanzartig reagieren. Sie wollen diesen zum Durchbruch verhelfen.

Blockaden als Widerstandsnester

Im Zusammenspiel mit den angewöhnten Energiefeldern sind **Blockaden** eine Quelle für *Widerstand*, die sich dem normalen Ordnungsgeschehen entgegenstellen. Sie können im herkömmlichen Ordnungsmuster Fehlstellen oder Störstellen aufbauen, an denen sich die harmonisierten Energiefelder brechen und reiben - hier entstehen dissipative Effekte, die zu verstärkter Wärmebildung neigen.

In Bezug auf diese harmonisierten Felder, die wir bereits akkomodiert haben, wirkt die mit diesen Blockaden verbundene Energiestruktur 'destruktiv' - und das ist logisch, da sie ja die 'alte Ordnung' umkrempeln wollen.

In diesem Zusammenhang werden immer wieder Störfelder im Organismus erwähnt, die von äußeren Eingriffen oder Verletzungen stammen und durch Narben oder Narbengewebe kenntlich sind. Das ist ein heikler Punkt, den wir an anderer Stelle genauer betrachten wollen. Hier sei vereinfacht festgehalten, dass Narben nicht notwendigerweise mit Blockierungen gleichzusetzen sind - es hängt nicht so sehr von der Struktur des Gewebes als von seiner Funktionalität ab. Andererseits sind Verletzungen sehr oft das Ergebnis traumatisierender Vorgänge, die sich tief in unser 'Gedächtnis' - auch in das Körpergedächtnis! - eingraben. Dann befördern sie allerdings 'Nachzuarbeitendes', das heißt, sie wollen uns für die Zukunft Entdeckungen aufbewahren, die wir später machen können (nicht müssen!), wenn wir Vergangenes unter anderen Gesichtspunkten noch einmal aufzuarbeiten wünschen.

Vereinfacht gesagt können sich in Narben latente Blockaden einsiedeln, die irgendwann einmal virulent werden können. Es kommt also bei jeder Behandlung darauf an, dass wir Narben nur unter diesem Gesichtspunkt angehen: **Sind hier gegenwärtig Blockaden im virulenten Stadium?** Sind sie also tätig oder ruhen sie? Dagegen wäre es verhängnisvoll, jede Narbe von vornherein als Störfall anzusehen. Wäre sie es, würde sie sich in irgendeiner Weise zu erkennen geben. Wir haben heute ausgezeichnete Methoden, um dies zu prüfen. Daher brauchen wir keine 'vorsorglich negativen Programme' - und die generelle 'Vorverurteilung von Narben' wäre ein solches.

Blockaden als Entwickungsquellen

Wir haben gesehen, wie wichtig eine positive Grundeinstellung zum Wirken und Tätigwerden des Körpers in einem ganzheitlichen Kontext ist - daher ist das Ganzheitlich-Systemische Modell eine wichtige Voraussetzung für ein neues

Blockadenkonzept. Denn hier werden Energien aller Art als global wirksam und dynamisch behandelt - sie sind in unserem Körper ebenso tätig wie in jeder anderen Organisationsstruktur - bis hin zu planetarischen und kosmischen Gebilden. Wir kennen also nichts, das uns vom Ganzen grundsätzlich abschneiden würde. Allerdings wird es immer darauf ankommen, das Gesamtsystem in genau dem Ausschnitt zu betrachten, der für ein gegebenes Problem optimal ist - nicht zu klein, aber auch nicht zu groß.

Globale Felder sind für unser Verständnis relativ leicht zu akzeptieren - es wird jedem einleuchten, dass Energien nicht grundsätzlich aus Räumen ausgesperrt werden können, wenn sie vom Wesen her **überall existieren** - wir können allenfalls ihren Fluss behindern.

Dagegen ist die Vorstellung von dynamischen Feldern, die nicht nur ständig in Bewegung sind, sondern sich immer wieder schöpferisch erneuern, gewiss schwerer zu akzeptieren. Wir haben keinen 'Zeitsinn', der unserem räumlichen Auffassungsvermögen gleichkäme. Daher können wir Zeitabläufe wesentlich schwerer erkennen und einordnen als räumliche Ausdehnungen aller Art. Anders gesagt, wir tun uns schwer, Bewegungen überhaupt wahrzunehmen, wenn sie zu rasch oder zu langsam ablaufen. Man denke nur an den Zeiger einer Uhr - wir sehen nicht, wie sich der Minutenzeiger bewegt, aber wir können ohne Weiteres feststellen, wenn er weitergegangen ist.

Die Dynamik von Feldern hat nun, vereinfacht gesagt, zwei elementare Komponenten, - die *Rhythmische* und die *Chaotische*.

Rhythmische Bewegungen können wir recht einfach feststellen, wenn sie im Beobachtungszeitraum mehrere Zyklen durchlaufen. Bekanntes Beispiel dafür ist unser Herzschlag, den wir als 'gleichmäßiges Schlagen' kennen. Oder unser Atemrhythmus, der uns die Brust heben und senken lässt.

Chaotische Bewegungen können wir meist auch erkennen, weil sie 'zufälligen Charakter' besitzen. Man denke beispielsweise an die Haare, wenn sie morgens nach dem Schlafen wirr durcheinander stehen. Oder an das Wettergeschehen, das sich in der Regel nicht über längere Zeiträume als drei, vier Tage voraussagen lässt - trotz eines aufwendigen Wetterbeobachtungssystems, das heutzutage sogar zahlreiche Wettersatelliten einbezieht.

Dazwischen gibt es 'tendenziöse Veränderungen', die wir nicht so einfach einschätzen können - sie scheinen eine Zielgerichtete geordnete Bewegung zu vollführen, die wir bei ausreichend langer Beobachtung als solche erkennen können. Dazu gehören die meisten Wachstumsprozesse - sie scheinen zielgerichtet zu sein und inneren Gesetzmäßigkeiten zu gehorchen, die wir seit Langem wissenschaftlich zu erforschen suchen.

Genau genommen kennen wir nur solche Entwicklungsvorgänge, die sich immer wieder abspielen - Bäume wachsen im Wesentlichen nach dem gleichen Muster wie vor Jahrhunderten, Menschen offenbar auch. Schwieriger ist es, wenn wir die geistig-seelische Entwicklung beurteilen wollen. Hier stoßen wir schnell an Grenzen der wissenschaftlichen Methodik - ganz einfach, weil sich die Zeiten ändern, die Menschen mit ihnen - und sogar die Wissenschaftler und ihre Methoden verändern sich.

Wir können uns daher merken, dass

- Entwicklungen neuer Phänomene oder Erscheinungsweisen grundsätzlich nicht vorhersehbar sind - und daher auch nicht vorausgesagt werden können.

Das schließt nicht aus, dass es immer wieder Einzelne gibt, die besonders intuitiv begabt sind und kommende Tendenzen frühzeitig ahnen - und sich in ihren Ahnungen nicht täuschen. Doch auch in solchen Fällen wird eine Voraussage niemals genau sein - ganz einfach deshalb nicht, weil die Entwicklung von etwas Neuem zutiefst schöpferisch ist. Es ist wie ein Bild, das noch kein Maler zuvor gemalt hat, oder wie eine Komposition, die noch kein Musiker gespielt hat. Neues ist die Improvisation der Natur schlechthin - und das schließt alle unsere technischen Entwicklungen ein.

Wir können uns merken:

Jede Neuerung beginnt mit einem schöpferischen Impuls, der sich festsetzt.

Wo immer dies sein mag - im Gehirn, im Herzen, in der Seele oder im Geist, es wird in einem Individuum sein, und dieses wird die Entwicklung realisieren, verwirklichen, vergegenwärtigen und geschichtlich werden lassen.

Impulse kommen und gehen, in unvorstellbarer Zahl. Wir haben keine Ahnung, wie häufig wir von schöpferischen Impulsen heimgesucht werden - meist

meist bleiben sie unbemerkt und ohne Wirkung. Doch hin und wieder setzen sie sich fest, finden in uns eine Resonanzstelle und beginnen zu wirken. Wir haben einen Traum oder einen Einfall, oder einfach einen neuen Gedanken, den wir nun verfolgen wollen.

- **Jeder schöpferische Impuls, der sich festsetzt, schafft eine Blockade.**

Er behindert das Gewohnte, das Gewohnheitsmäßige, das auf Wiederholung drängende Gleichmaß. Wir werfen einen Blick aus dem Fenster und sehen, dass der Tag viel zu schön ist, um in alltäglicher Arbeit verschwendet zu werden. Vielleicht wenden wir uns ab und vergessen, was wir gesehen haben. Damit blockieren wir den Wunsch, aus der gewohnten Pflicht auszubrechen und wenden uns der nächsten Aufgabe zu. Vielleicht bedauern wir es noch eine Weile und sind bedrückt.

Oder wir nehmen uns vor, bei nächster Gelegenheit mal einen Tag blauzumachen. Was immer wir empfinden, was immer wir tun - wir werden mit einer Blockierung umgehen und sie auf die eine oder andere Weise auflösen oder wegdrücken. Schließlich ist es eine Gefühlsangelegenheit, und es wird darauf ankommen, wie wir üblicherweise mit unseren Gefühlen umgehen.

Oder aber wir lassen das erste Gefühl, das jener Impulse in uns ausgelöst hat, zu - gehen programmwidrig hinaus und nehmen uns frei. Für einen kurzen Augenblick - oder für einen ganzen Tag - steigen wir aus dem gewohnten Gleis, verlassen die eisernen Schienen und geben diesem Impuls Raum und Wirklichkeit.

Wir haben ständig mit Impulsen zu tun. Nicht nur der Künstler oder Erfinder - jeder Einzelne findet sie eingebettet in sein alltägliches Leben. Es wird sehr darauf ankommen, wie wir künftig mit solchen Impulsen umgehen werden. Impulsive Menschen werden sich leichter tun als Pflichtversessene. Denn die Entwicklung bedient sich solcher Impulse, was anders könnte sie tun? Und die Entwicklung beschleunigt sich zusehends.

Das Destruktive Feld

Wir kennen so genannte destruktive Energien aus dem Zeitenwechsel der Natur. Im Herbst nehmen die Abbauprozesse in den Gewächsen zu und überwiegen die aufbauenden Kräfte. Man sagt, die Natur stirbt oder geht zur Ruhe, was das Gleiche ist. Aus dieser Beobachtung leiten wir ab, dass in unseren Breiten der Herbst ein Übermaß an 'destruktiver' Energie mit sich bringt. Dabei ist der Begriff 'destruktiv' nicht negativ gemeint, und auch nicht so zu verstehen. Das Gleichgewicht der Natur bedarf auch der abbauenden Kräfte. Auch dieser Vorgang ist zutiefst schöpferisch, denn die Lebensformen wandeln sich in rascher Folge um und geben der Erde zurück, was im Frühjahr und Sommer in ihnen angesammelt wurde.

Anders gesagt, die Erde baut sich neu auf, und nichts ist chaotisch, sondern wohl geordnet. Das langsame Zurückweichen der Natur in die Ruhephase des Winters schafft einfach ein neues Gewand, das ebenso gültig ist wie das des Sommers. Wir alle wissen das, und dennoch ist uns der Vorgang unheimlich - wir sind einfach mit dem Sterben nicht so vertraut wie mit dem Neuentstehen. Wir haben in unserer modernen Zivilisation ein Ungleichgewicht aufgebaut, das dem Wachstum Vorschub leistet. Das reicht tief hinein in unser kulturelles und gesellschaftliches Leben. Auch unsere Volkswirtschaft betont das Wachstum - Stillstand bedeutet bereits soviel wie Verlust.

Destruktive Energien sind also schöpferisch und begleiten jeden Umwandlungsprozess. Das tun sie auch, wenn es um Aufbauarbeit geht. Daher ist jede Blockade, jeder 'blockierte schöpferische Impuls', auch mit destruktiven Energien verkoppelt - anders könnte sich die bestehende Form nicht ändern.

Destruktive Energien können offenbar besonders gut an solche *partiell ungeordneten* Gebilde ankoppeln und die Umordnung vermehren. Sie befördern die Wirkung von Blockaden - bei manchen mehr, bei anderen weniger. Wir wissen über diese Zusammenhänge einfach noch nichts Genaues. Doch ihre Wirkung ist spürbar, und jeder kann sie an sich beobachten. Das ist bei 'emotionalen Blockaden' - das ist eine Kurzsprechweise! - leicht zu beobachten. Wir werden aufgeregt, wenn sich die entsprechenden Blockaden rühren. Wir können auch sagen: *Blockaden laden sich auf!* Oder: Blockaden werden virulent! Wir bevorzugen den ersten Ausdruck.

In solchen Fällen sprechen wir von einem Aufladungsvorgang oder *Trigger-Effekt.*

Blockaden und ihr Feld

Das ist ein wunderbarer Beitrag zu einem tieferen Verständnis dessen, was man in der Naturheilkunde ein 'Störfeld' nennt. Früher sagte man 'Herd' dazu und auch dieser Begriff ist noch gebräuchlich.

Wir wollen hier noch nicht in die Theorie der Störfelder tiefer vordringen. Doch wir müssen sie erwähnen, wenn wir über Umordnungsprozesse und destruktive Energien sprechen.

Machen wir eine ganz einfache Annahme, die wir erst später begründen werden:

Eine Störung im organischen Feld ist ein Störfeld.

Genau genommen kann man sich ein gestörtes Körperfeld als Überlagerung aus einem ungestörten (oder harmonischen) Feld und einem lokalen Störfeld vorstellen. In jedem Fall ist ein Störfeld eine 'relative' Betrachtungsweise. Man könnte auf die Einführung von Störfeldern verzichten und einfach annehmen, was uns der Körper anbietet - wer sagt uns denn, dass er überhaupt gestört ist oder sich gestört fühlt? Mit welcher Norm wollen wir sein Feld vergleichen? Gibt es überhaupt 'harmonische Felder' - oder sind sie nur ein gedachter Idealzustand?

Nun, die Blockadentheorie ist ein Modell, eine Annahme, ein Konzept, das wir uns denken. Doch wie jedes andere Konzept ist es hilfreich, wenn es um ein besseres Verständnis von schwierigen Zusammenhängen geht. Und es enthebt uns der Aufgabe, alle möglichen 'nicht ganz so üblichen Erscheinungsformen' bereits als krankhaft anzusehen. Also sprechen wir einfach von Blockaden. Und Blockaden sind nun einmal eine Störung des Zuvorbestehenden, eine Störung unserer gewohnten Ordnung. Mehr ist es nicht. Und irgendwann einmal werden wir auf solche Vorstellungen wie Blockaden, Herd und Störfeld verzichten können, weil wir dann die Welt akzeptieren, wie sie ist.

So weit sind wir aber noch nicht, und daher ist das Störfeldkonzept eine hilfreiche Gedankenkonstruktion. Immerhin, wir können damit bestimmte Auffälligkeiten im Organismus erklären, ohne komplizierte medizinische Begriffe und Beschreibungen bemühen zu müssen.

Ferner ist der Begriff des Störfeldes in der Naturheilkunde wohl eingeführt und den meisten Naturheilärzten vertraut. Auch aus diesem Grund sollten wir uns klar machen, dass wir im Störfeld-Konzept so etwas wie einen Sonderfall des Blockaden-Modells vor uns haben.

Rekapitulieren wir kurz, was über Störfelder bereits bekannt ist.

Das Störfeld-Konzept

Auf die geschichtliche Entwicklung des Störfeld-Konzeptes soll hier nicht eingegangen werden. Es genügt, wenn wir uns merken, dass es aus der Herd-Lehre hervorgegangen ist. Betrachten wir dazu ein Beispiel, wie es in der Vergangenheit häufig vorkam.

Ein Patient kommt zum Arzt und klagt über anhaltende Schmerzen in der rechten Schulter. Der Schmerz taucht immer wieder auf, kann aber auch für längere Zeit verschwinden, ohne dass dem Betroffenen klar wird, womit das zusammenhängen könnte. Bei nasskaltem Wetter tritt der Schmerz öfter auf, aber auch bei körperlicher Überanstrengung oder nach Schlafmangel. Er kann sich auch überraschend und regelwidrig einstellen. Eine Erklärung findet der Patient jedenfalls nicht.

Der Arzt nickt verständnisvoll und erklärt seinem Patienten, dass solche Dinge recht häufig vorkommen und nicht selten mit einem Zahnherd zusammenhängen können. Wenn ein solcher gefunden werden kann, können die Schmerzen wieder von selbst verschwinden, ohne dass man an der 'kranken Schulter' etwas machen muss. Er schickt seinen Patienten nun zu einem bekannten Zahnarzt, der sich mit solchen Geschichten auskennt.

Das Beispiel schildert eine Beobachtung, die man früher häufig machte. Offenbar besteht ein Zusammenhang zwischen einem 'kranken Zahn' und der (seitengleich gelegenen) Schulter. Dabei kann der Zahn oder auch das ganze Gebiss völlig schmerzfrei sein. Jedenfalls gelingt es immer wieder, durch eine gezielte Zahnbehandlung den Patienten von solchen 'rheumatoiden' Schmerzen zu befreien.

Das Charakteristische für einen Herd (oder ein Störfeld) ist, dass sich die Symptomatik an einer gänzlichen anderen Stelle im Organismus befinden kann als der Herd. Dennoch weist vieles darauf hin, dass der Herd selbst die Quelle der Beschwerden ist - auch wenn diese anderswo auftreten.

Problematisch an diesem Konzept ist, dass ein Herd in der Regel nicht so leicht zu finden ist - schließlich tut er nicht weh, und er zeigt sich selten im Röntgenbild, wenn man nicht speziell dafür ausgebildet ist, Herdsuche zu betreiben. Daher sind alle Verfahren sehr wertvoll, mit denen man potenzielle Herde feststellen kann. Oder, moderner ausgedrückt, mit denen sich Störfelder lokalisieren lassen.

In unserem Beispiel war der Herd im Zahnbereich, und er konnte gefunden und 'saniert' werden. In der Tat sind die Schulterschmerzen verschwunden, und das Störfeld-Konzept hat sich wieder einmal bewährt. In diesem Fall war das Störfeld als solches kräftig entwickelt und hat zu erheblichen Beschwerden geführt. Außerdem konnte es im Zahnbereich lokalisiert werden, es war also bereits manifest geworden.

Im Blockaden-Bild bezeichnen wir ein solches Störfeld als physisch-manifest. Es findet sich dann eine Blockade (in der Regel sogar ein ganzer Blockaden-Komplex) auf der *Physischen Ebene*.

Nach aller Erfahrung ist eine solche Blockade 'selten allein' - das heißt, dass ich weitere Blockaden auf den Ebenen darüber finden lassen, zumindest aber eine Blockade auf der Vegetativen Ebene. Wir schlagen vor, von dieser Annahme immer auszugehen und nach weiteren Komplexen auf anderen Ebenen zu suchen. In aller Regel wird man Blockaden auf anderen Ebenen lokalisieren können - jedenfalls ist ein solches Vorgehen für jeden ganzheitlichen Therapieansatz unverzichtbar.

Nun müssen Blockaden nicht immer 'physisch-manifest' sein. Häufig sind sie es nicht, oder zumindest so schwach, dass sich keine organische Störung finden lässt. Von diesem Fall wollen wir im Folgenden ausgehen, weil wir dann auf eine medizinische Behandlung verzichten können. Schließlich geht es uns hier vorwiegend um den 'präventiven Ansatz' - und den wertvollen Beitrag, den die Blockadentheorie dafür leisten kann.

Störfelder auf höheren Ebenen

Störfelder stammen aus der Blockaden-Umgebung. Das ist im physischen Körper leicht zu begreifen - wir sind mit Störungen im Gewebe des Organismus vertraut. Beispielsweise sehen wir Narben als Störungen im regulären Aufbau des Gewebes an, ebenso eingelagerte Fremdkörper - aber auch kranke oder abartige Zellen, wie sie bei Tumoren vorkommen. Doch das sind Ansichten, die noch aus der Vergangenheit der Herd-Lehre stammen. Wir müssen sie neu überdenken. Das tun wir am Beispiel der 'höheren Ebenen', die oberhalb der Vegetativen Ebene liegen.

Nehmen wir als Erstes die Emotionalebene. Blockaden in der Emotionalebene hätte man früher als 'verdrängte Gefühle' oder als 'nicht zugelassenen Schmerz' bezeichnet. Das ist jedoch bereits eine Interpretation, die auf die Erkenntnisse der frühen Psychoanalyse zurückgeht. Als man begann, das Unbewusste zu entdecken, machte man eine einfache Annahme, die nicht weiter reflektiert wurde: Was in einer Therapie auftaucht, muss vorher schon da gewesen sein. Anders gesagt: Was wir uns bewusst machen, stammt aus dem Unbewussten der Vergangenheit.

Ähnliche Auffassungen haben sich bis in unsere Zeit erhalten. Sie stammen aus der Kausal-Logik, die das Vergangene als dem Gegenwärtigen notwendig zugeordnet ansieht. Beispielsweise ist uns weit weniger geläufig, dass auch Zukünftiges unsere gegenwärtigen Probleme 'verursachen' kann. Aber jeder kennt die Angst vor schwierigen Situationen, die uns bevorstehen - beispielsweise die Angst vor einer Prüfung. Keine Frage, dass auch dafür alle Regeln der 'verdrängten Gefühle' gelten. Dennoch werden wir kaum in der Lage sein, diese Angst als 'kausal' anzusehen, und wenn, dann allenfalls als 'Vorauswissen' einer kommenden Situation. Für die Prüfung gilt dies in der Regel: Wir wissen vorher von dem Prüfungstermin und richten uns, recht und schlecht, darauf ein. Doch was ist mit Ahnungen, die uns befallen, wenn wir dieses Vorauswissen nicht haben? Können auch sie zu 'Blockierungen' werden?

Wenn wir diesen Gedanken mehr Raum geben würden, könnten wir leicht zu dem Schluss kommen, dass wir im Grunde gar nicht wissen, was wir 'blockieren' - oder verdrängen, um in der üblichen Sprechweise zu bleiben. Anders gesagt, wir wissen nicht, was das Unbewusste ist. Und was uns bewusst wird, kann etwas ganz anderes sein als das, was dem Problem zugrunde liegt. Wir müssen daher notwendigerweise offen lassen, was wir blockieren - und letztlich brauchen wir es nicht zu wissen. Die Hauptsache ist doch, dass sich die Blockierung auflöst und nicht mehr wirksam wird. Das ist ein wichtiger Punkt, auf den wir immer wieder zurückkommen werden.

Verdrängte Gefühle sind also schwer auszumachen. Und wenn wir die Verdrängung reduzieren, können sich diese oder jene Gefühle 'Luft machen'. Doch wir sollten uns davor hüten, jene auftauchenden Gefühle als 'vorher eingelagert' aufzufassen. Ich meine, dass der gesunde Menschenverstand ausreicht, um uns dieser modernen Auffassung geneigt zu machen. Schließlich 'weiß' auch die Psychoanalyse, dass ihre Annahme eines 'verdrängten Unbewussten' ein Axiom ihrer Wissenschaft und Methodik darstellt, das nicht bewiesen werden kann.

Blockaden im Emotionalbereich - oder, energetisch gesehen, auf der Emotionalebene - gehen mit Gefühlsarmut einher. Das können wir zumindest annehmen. Dabei fehlt uns jedoch ein objektiver Maßstab - es gibt ihn nicht. Was für den Einen 'gefühlsarm' ist, kann für einen Anderen bereits 'überschwänglich' sein. Auch hier müssen wir offenlassen, wie wir zu der Auffassung einer 'emotionalen Blockierung' gelangen - beweisen lässt sie sich nicht, da unser Blockadenmodell wiederum ein (operationales) Konzept darstellt. Wir können also immer nur von der (Grund-) Annahme ausgehen, dass jemand unter einer 'Gefühlsblockierung' leidet. Und diese Annahme ist schwer aufrecht zu erhalten, wenn der Betroffene im Brustton der Überzeugung versichert, dass er keinerlei Gefühle blockiert, im Gegenteil. Er fühle sich ausgesprochen wohl und müsse doch wissen, wenn sich solches in ihm abspielen würde. Recht hat er.

Andererseits würde er nicht in die Lage kommen, an der Durchlässigkeit seiner Gefühle zu zweifeln - oder solche Zweifel von Anderen zu hören - wenn sich nicht tatsächlich ein Problem einfinden würde. Häufig tritt es als 'somatisches Symptom' in Erscheinung, beispielsweise als chronischer Schnupfen, als Husten oder Herzbeklemmung. Inzwischen ist es eine gute Gepflogenheit auch unter modernen Ärzten, Ursachen für solche 'rein körperlichen' Beschwerden im Gefühlsbereich zu vermuten, auch wenn der Ausdruck "'... es könnten psychische Faktoren eine Rolle spielen" meist nicht gerne gehört wird und wird und inzwischen eher als Ausrede dafür gilt, dass der Arzt nicht weiter weiß.

Wie dem auch sei - wir dürfen zu Recht vermuten, dass wir in unserer Gesellschaft häufig von unseren Gefühlen und Empfindungen getrennt sind. Sagte man früher, dass man diese wohl 'verdränge', so neigen wir heute dazu, diese in vorwurfsvollem Ton vorgebrachte Erklärung abzulehnen. Daher benutzen wir hier das Wort 'verdrängen' nicht mehr, auch wenn der Sinn dessen, was damit ausgedrückt werden sollte, nach wie vor gültig ist.

Nehmen wir also an, es liege eine Störung im Wohlbefinden vor - jemand fühlt sich nicht recht wohl. Dann können wir annehmen, dass Blockierungen auf der Emotionalebene wirksam sind. Oder es fehlt an Motivation und Eigeninitiative, an Lebensfreude und Lebendigkeit. Auch hier mögen Blockaden wirksam sein - beweisen lässt es sich nicht. Doch wenn wir mit unserem einfachen Blockadenmodell dazu helfen können, solche Minderungen der Lebensqualität zu beheben, haben wir alles erreicht, was zu erreichen ist. Im üblichen Sinne gilt das Modell dann als schlüssig.

Wir empfinden solche Störfelder besonders stark in unserem *Emotionalkörper*, es tut uns dort besonders weh. Sie lösen in uns nämlich immer *schmerzliche Gefühle* aus, eventuell auch Angst, die sich bis zur Panik steigern kann.

Über diese Vorgänge werden wir später noch einmal eingehender diskutieren. Jedenfalls können wir diese und jene Arten von 'Depression' und 'Aggression' auf solche **Resonanzphänomene** zwischen

- einströmenden Energien und
- getriggerten Blockaden

zurückführen.

Daher brauchen wir uns nicht zu wundern, wenn gerade in 'Übergangszeiten' oder in Krisen-Zeiten, sei es nun im Jahresablauf, im Kommen und Gehen geschichtlicher Perioden, oder in einem größeren 'kosmischen Zyklus', solche Umordnungsvorgänge besonders häufig sind und Depressionen / Aggressionen in diesen Zeiten häufiger als sonst auftreten - die Kriege unseres Jahrhunderts legen davon ein beredtes Zeugnis ab.

Vielfach nehmen wir von diesen inneren Veränderungen nichts wahr - oder wir wollen es nicht wahrhaben. In diesen Fällen stellt der Organismus sich nicht auf die einströmenden Energien ein, der Widerstand wächst und destruktive Vorgänge werden unter Umständen übermächtig. Wir werden in großem Stil 'blockiert, vielleicht auch 'krank'.

Krankheit ist also immer ein Vorgang, der Wachstumsprozesse, Ordnungsprozesse begleitet - oder begleiten kann. Krankheit tritt dann in Erscheinung wenn die *harmonische Anpassung* an das Wechselspiel einströmender Energiefelder - seien sie nun kreativ oder destruktiv - gestört ist.

Wir sprechen in solchen Fällen von einem Versagen der angesprochenen Regelsysteme, die für die Anpassung zuständig sind.

Das bekannteste Beispiel dafür dürfte das Temperaturregelsystem des Menschen sein, das den gewünschten Zustand einer ausgeglichenen Körpertemperatur von 37 Grad Celsius zu bewahren sucht, auch wenn Wärme- oder Kälteströme den Organismus erreichen und aus dem Gleichgewicht zu bringen drohen.

Dieses Beispiel zeigt uns eine weitere wichtige Eigenschaft der Begleitumstände von Ordnungsvorgängen - trotz der Umordnung muss eine Vielzahl von Größen unverändert, *stabil* bleiben. Beim Wachsen eines Kindes beispielsweise müssen die Körperproportionen erhalten bleiben, zumindest in weiten Grenzen. Beeindruckend ist doch für jeden die Beobachtung, dass unsere Fingerabdrücke sich während des ganzen Lebens nicht verändern, selbst wenn die Hände wachsen. Die Struktur, das Muster bleibt gleich.

Wachstum ist Veränderung, und doch spielt gleichzeitig das *Bewahrende Prinzip*, die Erhaltung der Lebensvorgänge, der Schutz des Bestehenden, die Stabilität des Systems, eine ganz wichtige Rolle. Andernfalls würde alle Ordnung sich auflösen und ein vollständig chaotischer Prozess eintreten, wie er ja nach dem Tod im physischen Körper auch tatsächlich stattfindet.

Für diese Erhaltung von lebenswichtigen Funktionen sorgen ganz spezifisch darauf abgerichtete Regelsysteme - Systeme also, die Störungen ausgleichen und deren Einfluss auf den Körper gering halten sollen.

Nun hat natürlich jedes Regelsystem seine Grenzen: zum einen dynamisch - zum anderen morphologisch, gegenüber jeder Form von Beanspruchung.

Dies bedeutet: Wenn die Störungen 'überkritisch' werden, bricht das Regelsystem zusammen. Beispielsweise kann das Temperaturregelsystem des Menschen nur begrenzt Wärme- oder Kälteströme ausgleichen, wie jeder weiß.

Im Laufe von Jahren 'altern' unsere Regelsysteme. Wir wollen das vorläufig so erklären: Ihre dynamischen Eigenschaften werden schlechter, die Regelung funktioniert nicht mehr richtig. Zunächst werden die Regelgrenzen immer enger, schließlich wird die Kompensationsfähigkeit immer schwächer.

In solchen Fällen kann es zu Krankheiten kommen! Wir unterscheiden dabei akute von chronischen Erkrankungen, sowohl wegen ihrer unterschiedlichen Symptomatik als auch wegen ihrer Dauer.

In vielen Fällen lässt sich jedoch nicht genau unterscheiden, ob eine Krankheit, die akut in Erscheinung tritt, neu erworben ist oder aber eine Reaktivierung einer chronischen Krankheit darstellt. Denn chronische Krankheiten haben lange Latenzzeiten, in denen keine akuten Symptome auftreten, sodass wir von ihrer Existenz oft nichts wissen, auch wenn wir selbst betroffen sind.

'Chronisch' bedeutet daher in aller Regel, dass die Alterung *innerer Regelsysteme* immer mehr fortschreitet. Dieser Prozess ist bis zu einem gewissen Grad natürlich und lässt sich nicht völlig vermeiden.

Umgekehrt kann er aber beschleunigt werden, wenn wir durch unsere *Lebensgewohnheiten* dazu beitragen: beispielsweise durch eine einseitige Lebensweise, durch übermäßigen Genuss, durch Abhängigkeiten aller Art usw. - und durch Bewegungsmangel. Mangel an Bewegung schläfert die Lebensenergie ein und erzeugt im Vegetativen System einen künstlichen 'Schlafzustand', der nichts mit Ausruhen zu tun hat.

Dazu kommen noch alle Formen von *Stress*, denen wir uns in vielen Fällen selbst aussetzen, d. h. die wir auch vermeiden könnten.

Andererseits stellt sich natürlich die Frage, warum wir - wider alle Vernunft - so unnatürlich leben und unsere Gesundheit absichtlich ruinieren. Schließlich muss es dafür Gründe geben, die wir erforschen sollten. Denn wir wissen, dass Appelle an die Vernunft der betroffenen Patienten nichts fruchten.

Also muss das Problem jenseits des Bereichs liegen, der unsrer Vernunft zugänglich ist, beispielsweise im unbewussten Emotionalbereich. Hier ist es die Wirkung der Blockaden, die uns eine Befriedigung von *Bedürfnissen* suchen lässt, die objektiv gar nicht vorhanden sind. *Blockierte Bedürfnisse* aus unserer Vergangenheit (die damals, als sie entstanden, nicht befriedigt wurden und durchaus objektiv vorhanden waren), können uns lebenslänglich 'suchen' lassen und damit anfällig für die verschiedenen 'Suchtkrankheiten' machen. Dieser Punkt ist so wichtig, dass wir später ein Kapitel der Frage widmen werden, wie das Suchtproblem vom Standpunkt der Blockadentheorie angegangen werden kann.

Nehmen wir noch ein anderes Beispiel heraus, das uns bei chronischen Leiden immer wieder begegnet. Nicht die einzelne Krankheitsform ist nämlich das Problem, sondern die Bewältigung dessen, was wir Krankheit nennen: also der *Zustand als Ganzes.*

Betrachten wir ein allseits bekanntes Beispiel.

Bei Erkältungskrankheiten, die in unseren Breiten recht häufig sind, beobachten wir eine Reizung bzw. Entzündung der Atemwege. Nichts kann uns daran hindern, diese 'Krankheit' in einem etwas anderen Licht zu sehen als bisher.

Kranksein heißt doch in diesem Fall, 'nicht richtig' (d. h. unbehindert) atmen zu können. Wir müssen uns also fragen, warum wir durch eine lokale Störung das richtige Atmen behindern. Offenbar bedeutet diese Störung in der Gesamtheit aller (auch der unbewussten) Geschehnisse für uns einen Vorteil, auch wenn er nicht gleich offen zutage tritt. Es muss also in unserem Innern - sagen wir besser: im Emotionellen Körper - ein Problem existieren, das durch richtiges Atmen aktiviert wird und das möglicherweise mit unserer Geschichte zusammenhängt.

Nun, der Atemvorgang setzt mit der Geburt ein und oft auf recht dramatische - oder gar traumatische - Weise. Da jedes Trauma zur Entstehung von Blockaden (blockierter Energie) führen kann, müssen wir also immer *auch* eine mögliche Ursache im Geburtserlebnis suchen.

Dies würde bedeuten, dass bei Erkältungskrankheiten Blockaden, die mit einem negativen Geburtserlebnis zusammenhängen, 'getriggert' (aufgeladen) würden und durch den Krankheitsprozess kompensiert bzw. entladen werden sollen.

Die Krankheit (oder Symptomatik) hätte also in diesem Fall durchaus einen Vorteil und alle Maßnahmen zur Unterdrückung der Symptomatik (von Nasensprays bis hin zu Antibiotika) würden das eigentliche Problem nicht lösen oder gar verschlimmern.

Wie gesagt, diese Problematik kann (aber muss nicht!) den Erkältungskrankheiten zugrunde liegen - jedenfalls sollten wir damit rechnen.

Eine andere Ursache, die auch sehr häufig ist, liegt in der Tatsache begründet, dass richtiges Atmen tiefe Gefühle auslösen kann, die unter Umständen schmerzhaft sind. In diesem Fall können Blockaden getriggert sein und schmerzliche Gefühle an die Oberfläche unseres Bewusstseins drängen. Der Organismus sucht dies zu verhindern, wenn der Gefühlsinhalt für das Gesamtsystem bedrohlich oder unerträglich erscheint. Dabei spielt es keine Rolle, ob er es in Wirklichkeit ist! Die Information, dass Bedrohliches beteiligt ist, stammt von der Blockade selbst und braucht keinen realen Hintergrund. Derselbe Mechanismus, der seinerzeit verhindert hat, dass die Information ins Bewusstsein gelangte, und dadurch das Entstehen dieser Blockade ermöglichte, sorgt jetzt dafür, dass der Körper in Abwehrstellung geht. Damit wird ein Teil des Abwehrpotenzials des Organismus abgezogen und festgelegt, der dem Immunsystem fehlt.

Nun brauchen nur ungünstige Lebensbedingungen das Immunsystem unter Druck setzen und der Einbruch geschieht. Solche Mechanismen, die auf mangelhafter Schmerzverarbeitung beruhen, wurden in großer Zahl von ARTHUR JANOV aufgedeckt und sind in seinen Büchern beschrieben. Unbewältigter Schmerz aus der Vergangenheit, auch aus der Kindheit, stellt demnach ein gewaltiges Krankheitspotenzial dar. Auf das Thema 'Blockierter Schmerz' kommen wir später zurück.

Wir sehen also, dass bei solchen scheinbar einfachen Erkrankungen wie Schnupfen, Husten, Halsentzündung usw. mehrere Einflüsse gleichzeitig zur Wirkung kommen können:

- Unter einem Zustrom 'negativer' Energie wird das Abwehrsystem des Organismus gefordert und beansprucht - es entsteht eine äußere Bedrohung, die wir gewöhnlich Bakterien, Viren zuschreiben.
- Durch dieselben Energieströme (und andere Ereignisse unseres persönlichen Erlebens und Schicksals) werden Blockaden im Emotionalbereich getriggert, die unsere Abwehrkräfte binden und damit unser Immunsystem schwächen können - eine innere Bedrohung entsteht.

Werden beide Prozesse überkritisch, 'flüchtet' der Organismus in eine Krankheit und reduziert im Allgemeinen die äußeren Belastungen, d. h. er versucht aus eigener Kraft, die Wirkung der negativen Energieströme zu vermindern.

Kennt man diese Zusammenhänge, kann man in der Therapie ganz anders vorgehen, als dies üblicherweise geschieht. Man wird in erster Linie versuchen, den Organismus zu *entlasten*. Dies kann beispielsweise dadurch geschehen, dass man

- Blockaden beseitigt oder zumindest entlädt, die schon getriggert sind, und
- keine weiteren Blockaden triggert, d. h. den Patienten emotionell schont.
- alle Maßnahmen ergreift, die den Organismus entlasten können und so Abwehrkräfte, die anderweitig gebunden waren, wieder freisetzt.

Zusätzlich können dann heilende Energieströme geweckt bzw. herangeführt werden, die den Gesundungsprozess zusätzlich fördern - das geschieht schlicht und einfach in Form von 'Zuwendung' - menschlicher Zuwendung in Formen, die ein Patient braucht. Dazu mögen dann Medikamente, Bäder und andere Anwendungen wie Atemübungen, Massagen usw. kommen. Das bleibt der ärztlichen Kunst überlassen.

Die heilenden Kräfte der Natur

Es ist uns in der orthodoxen Medizin bisher noch nicht gelungen, den Selbstheilungsprozess im Organismus gezielt zu wecken und dafür systematische Verfahren zu entwickeln. Das hängt wohl damit zusammen, dass wir über diesen Selbstheilungsprozess so wenig wissen. Was ist ein Selbstheilungsprozess? Versuchen wir ein paar einfache Antworten zu geben.

Im Organismus ist im Prinzip alles organisiert, was *zur Erhaltung optimaler Lebensfunktionen notwendig ist.* Diese Aussage sollte in ihrer ganzen Tragweite beachtet und ausgelotet werden. Was sie im Einzelnen bedeutet, kann hier nur in Kürze skizziert werden.

Der Organismus ist ein Verbund-System von Funktionen, die sein Wachstum, seine Entwicklung und Instandhaltung auf allen *Organisations*-Ebenen (zellulär / organisch / ganzheitlich) gewährleisten. Diese Funktionen sind der Medizin heute weitgehend bekannt, wenngleich noch nicht alle Mechanismen bis ins Einzelne erforscht wurden. Daher ist unser Problem, diese Zusammenhänge von neuen Blickwinkeln her zu beleuchten und so die Bedeutung der vielschichtigen Lebensfunktionen für das Ganze zu erkennen.

Ein wichtiger 'Funktionskomplex' ist die Abwehr. Unter dem Begriff 'Abwehr' wollen wir diejenigen Funktionen des Organismus zusammenfassen, die sich mit schädlichen Energieströmen auseinandersetzen müssen.

Dazu gehören folgende Abwehrkräfte:

- Die Ausscheidungsfunktionen zur Beseitigung giftiger Stoffe aus dem Organismus
- Die Immunabwehr zur Bekämpfung biologischer Energiepartikel wie Bakterien und Viren
- Das Repair-System zur Beseitigung beschädigter, untauglicher oder überalterter Zellen
- Die 'psychischen' Abwehrfunktionen zur Vermeidung schädlicher Umwelteinflüsse, seien diese nun physisch, emotional oder intellektuell. Dieses System ist äußerst komplex und unterliegt der so genannten 'Verhaltensregelung' wie sie auch bei der Temperaturregulation zur Konstanthaltung der Körpertemperatur eingesetzt wird.

Diese Abwehrsysteme arbeiten Hand in Hand mit den anderen Regelsystemen des Organismus und sind infolgedessen von diesen abhängig. Dies bedeutet, dass die Abwehrsysteme auf zweierlei Weise beeinträchtigt werden können:

- Entweder durch Überlastung und Schädigung von Komponenten des Abwehrsystems, z. B. bei einer akuten Infektion.
- Oder durch Schädigung der angeschlossenen Körperfunktionen, die das Abwehrsystem funktionell unterstützen und seine Arbeit ermöglichen. Dazu gehören viele wichtigen Körperfunktionen wie Blutkreislauf, Atmung, Lymphsystem, Hormonsystem u. a. Eine Beeinträchtigung dieser Systeme wird immer auch die Abwehrkräfte lahmlegen.

Die Abwehrsysteme sind größtenteils autonom, d. h., sie arbeiten unbemerkt, reflexartig und nach eigenen, inhärenten Mustern. Sie versuchen prinzipiell, schädliche Einwirkungen zu kompensieren oder diese zumindest zu mildern. Dabei ist das jeweils angesprochene System nur fähig, im Rahmen seiner Möglichkeiten die als Input definierten *Angriffe* zu erkennen und abzuwehren.

Beispielsweise können Viren, die dem Organismus nicht bekannt sind, nicht bekämpft werden. Andererseits ist das Abwehrsystem *lernfähig*, d. h., es kann schädliche Energien an ihrer negativen Auswirkung erkennen und beim nächsten Angriff dann frühzeitiger bekämpfen. Wir nennen diesen Lernprozess 'Immunisierung'.

Wir kennen aber auch den umgekehrten und schädlichen Effekt, nämlich die Gewöhnung an Medikamente, beispielsweise an Antibiotika, und die Gewöhnung an Substitutionsmittel, beispielsweise an Hormone. In solchen Fällen scheinen die Abwehrsysteme die künstliche Zufuhr unterstützender Mittel von außen als gegeben einzuordnen und bauen sie gleichsam in ihr Regelungsverhalten ein - wie der Körper und sein Temperaturregelsystem Kleidung und klimatisierte Räume berücksichtigen muss und als 'Regelgrößen' in sein systemisches Verhalten einbezieht.

Die zweifellos günstige Eigenschaft der Lernfähigkeit hat also einen Haken:

- Sie kann buchstäblich übertölpelt und zum Werkzeug umfunktioniert werden. Wird nämlich eine Maßnahme als 'negativ' interpretiert, dann wird automatisch das 'Feindbild' wachgerufen.

Dies gilt insbesondere auch für alle 'Blockaden', die früher einmal als *schädlich* eingestuft wurden und nun dieses *Merkmal* ein für allemal tragen. Werden diese Blockaden getriggert, also energetisch aufgeladen, rufen sie genauso Abwehrkräfte auf den Plan wie reaktivierte Viren, die aus ihrer Latenzphase aufgeweckt werden.

Dies hat noch eine weitere Konsequenz:

- **Nicht nur die Blockaden werden als schädlich erkannt, sondern auch die Trigger! Diese Aussage ist von außerordentlicher Bedeutung für das Verständnis der Allergien!**

Betrachten wir ein Beispiel. Blütenpollen können die Nasenschleimhaut reizen und damit ähnliche Reaktionen auslösen, wie sie auch beim Weinen auftreten würden. Wegen dieser Ähnlichkeit wird die *Reizung* der Schleimhaut zum Trigger und ruft die Abwehrkräfte auf den Plan. Diese wiederum wecken neue Erinnerungen an Geschehnisse, die mit der Unterdrückung des Weinens zu tun haben und damit wiederum Triggerfunktion erlangen.

Triggern bedeutet, Blockaden aufzuladen!

Eine Kettenreaktion entsteht, die zu einem Zusammenbruch der Abwehrkräfte führen kann - allerdings nach deren vorausgehender totaler Mobilisierung. So kommt es zu *allergischen Überreaktionen* wie beispielsweise beim Heuschnupfen oder beim Asthma usw.

Welche Mechanismen dabei im Einzelnen ins Spiel kommen, ist für die Therapie nicht so bedeutend wie das Verständnis dieses größeren Zusammenhangs, den wir kurz skizziert haben. Auf alle Fälle ist die Vermeidung von Blütenpollen oder entsprechenden 'Auslösern' zwar günstig, aber sicher keine kausale Therapie.

Etwas logischer erscheint eher die 'Entallergisierung' durch neue 'Lernprozesse', bei denen der Organismus trainiert wird, auf den Auslöser weniger heftig zu reagieren, weil dieser nicht der befürchtete totale Feind, sondern nur ein winziger Gegner ist.

Aber auch diese Therapie ist nicht kausal. Die Beseitigung der Ursache kann nur dadurch erreicht werden, dass die beteiligten Blockaden aufgelöst werden: Dies bedeutet in jedem Fall eine angemessene *psychosomatische Behandlung*.

Natürlich helfen alle Maßnahmen, die das Abwehrsystem entlasten, auch solche auf der physischen Ebene allein, um die Kettenreaktion zu unterbrechen, die zur totalen Mobilmachung der Abwehrkräfte geführt hat. Diese Kettenreaktion tritt immer dann auf, wenn die Regelsysteme bis an die Grenzen der Belastbarkeit gefordert werden und nicht mehr 'reizproportional', d. h. adäquat reagieren.

Auch bei den asthmatischen Allergieformen lässt sich zeigen, dass letztlich psychische Ursachen den Allergisierungsprozess in Gang setzen. Diese Ursachen hängen mit der Atmung und der durch diese ausgelösten Gefühlsreaktionen zusammen, wie dies oben schon angedeutet wurde. Dabei ist nicht entscheidend, welche Blockaden getriggert werden, sondern dass durch die Atmung negative Gefühle ausgelöst werden, die den Abwehrmechanismus einschalten. Zum Anlaufen der Kettenreaktion gehört allerdings eine Traumatisierung des Atemprozesses, wie er häufig bei oder nach der Geburt auftritt:

- Durch einen Auslöser wird die Atmung behindert. Der Auslöser kann ein Allergen sein wie Staub, Katzenhaare oder Ähnliches, aber auch ein Schreck oder ein anderer psychisch wirkender Trigger.
- Diese Behinderung löst blockierte Ängste aus, die bereits bei der Geburt, bei der ersten eigenen Atmung, angelegt wurden: Atemnot!
- Atemnot führt zur Verkrampfung der Bronchien und löst sofort weitere Atemnot aus. Eine positive Rückkopplung entsteht.
- Die Kettenreaktion setzt sich fort, bis ein totaler Spasmus im Bereich der Lunge und Bronchien eintritt.

Entsprechende Vorgänge spielen sich auch bei den allergischen Hauterkrankungen ab.

Allergie ist somit das, was der Name sagt: ein Aufflammen der Energie eines biologischen Systems fernab vom Gleichgewicht, auf der Kippe zwischen Leben und Tod, zwischen Gesunden und Krankwerden. Ein Alarmzustand, der weithin immer noch verkannt und nicht gebührend beachtet wird. Sie erinnert an das 'Strohfeuer' eines Sterbenden, bevor der Tod endgültig zuschlägt.

Bevor wir weitere Anwendungen der Blockadentheorie behandeln, soll diese Theorie in ihren Grundlagen erweitert und ergänzt werden, wie es im Prolog angekündigt war. Damit kommen wir zum nächsten Teil dieser Hinführung in eine Blockadentheorie, die uns zu einem anderen Verständnis von Chronischen Krankheiten, insbesondere der Chronischen Erkrankungen, führen kann, wenn wir rechten Gebrauch von ihr machen.

Über die Herkunft von Blockaden

Es gibt nichts im menschlichen Dasein, das völlig in Ordnung wäre. Ordnung und Unordnung (oder Chaos, wie man heute wieder sagt), sind die Triebfedern eines 'Uhrwerks', das wir gemeinhin KOSMOS nennen - obwohl wir nicht wirklich wissen, was das ist. *Universum* ist nur die Vorderseite, das Sichtbare eines großen (und beliebig kleinen) Wesens, an dem wir noch immer herumrätseln: Ist es von einem Schöpfer geschaffen worden, aus dem NICHTS? Planvoll versehen mit allem, was sein wird, jetzt und zu allen Zeiten? Ist es in einem 'Urknall' in die Welt gesetzt, wie ein 'unendlicher Keim', und hat sich evolutionär entfaltet - und tut es immer noch?

Wir neigen heute zur zweiten Version, die sich in der Wissenschaft durchgesetzt hat. Wogegen Religionen gerne am ersteren Glauben festhalten.

Vielleicht sind beide Versionen richtig und beschreiben gemeinsam etwas Größeres, das wir mit unserem menschlichen Verstand nicht fassen können.

'Urknall' bedeutet, dass ein einmaliges Ereignis stattgefunden hat. Vielleicht vor 10 oder 20 Milliarden Jahren nach unserer heutigen Zeitrechnung. Wer sagt uns, dass es nicht immer wieder solche Ereignisse gegeben hat und noch geben wird?

In der Geschichte unserer Welt ereignet sich häufig Unvorhersehbares und bringt die 'kosmischen Abläufe' durcheinander. Etwa so, wie vermutlich die Dinosaurier einer gewaltigen Veränderung von kosmischem Ausmaß zum Opfer gefallen sind.

Ereignisse spielen in unserer Blockadentheorie eine große Rolle. Sie beruhen auf der Möglichkeit, dass 'gesetzmäßige Abläufe' abbrechen - und etwas (Unnennbares) sich dazwischen schiebt. Ähnlich wie beim Herzschlag, wenn plötzlich ein 'Phasensprung', eine Arrhythmie, auftritt: Der Herzschlag setzt plötzlich für eine kurze Zeit aus, die 'Periode' bricht ab, um dann von Neuem und regulär weiterzumachen.

Solche Phasensprünge oder aperiodischen Vorgänge deuten immer auf Ereignisse hin - wie der Donner auf den Blitz. Oft können wir die Ereignisse selbst nicht wahrnehmen - wir erfahren nur die Auswirkungen. Ein 'alter Meteorkrater' kann riesengroß sein - der Meteor selbst ist verschwunden, und das Ereignis ist längst im Schoß der Zeit begraben.

Ereignisse bringen oft die Zeit-Ordnung durcheinander. Das hat schlimme Konsequenzen für jede normale Entwicklung. Wenn der Blitz in einen Baum schlägt, nimmt er keine Rücksicht auf dessen 'planvolles Wachsen'. (Wie sollte der Blitz wissen, was der Baum vorhat?)

Ähnlich ist es beim Menschen. Seine planvolle Entwicklung auf der materiellen Ebene ist in seinen Genen, seinen Erbanlagen vorgezeichnet. Danach vollzieht sich sein Wachstum. Das Wachsen des Körpers, aber auch das Wachsen eines Seelenwesens, das sich im Menschen Ausdruck verschafft. Dieses Wachsen gehorcht einem Muster, einem 'inneren Plan', den wir weitgehend entschlüsselt haben. Wir haben unzählige Male beobachten können, wie aus einem Neugeborenen ein Kind, aus einem Kind ein Erwachsener und aus einem Erwachsenen ein Greis wird. Der Weg 'von der Wiege bis zur Bahre' ist vorgezeichnet, angelegt.

Doch wir wissen aus zahllosen Beispielen, dass nicht jedes Kind so alt wird wie Methusalem. Häufig unterbricht der TOD die Lebensbahn - ein Menschenleben geht zu Ende, seine 'raum-zeitliche Entwicklung' bricht ab. Sei es durch Unfall oder Krankheit. Wir verstehen das nicht, vor allem wenn wir einen Angehörigen oder geliebten Menschen verlieren. Wir suchen dann verzweifelt nach Gründen - oder nach dem Sinn eines solchen (plötzlichen oder allmählichen) vorzeitigen Sterbens. Oder wir fragen nach Schuld (wie beim 'gewaltsamen Tod', dem Mord) und fordern Strafe. All dies drückt unsere Hoffnungslosigkeit aus, unsere Verzweiflung. Wir sind hilflos wie 'kleine Kinder', wenn 'größere Mächte' in das normale Leben eingreifen. Es erscheint uns wie eine Katastrophe. Und das ist es auch - ein Erdbeben, eine Flut, eine Feuersbrunst, eine Seuche im Kleinen.

In jedem Fall eine 'Erschütterung', deren Wellen die Nächsten erreichen und in Trauer versetzen. Unser 'Friede' ist gebrochen, wir darben und narben und brauchen daher Zeit, um den Einschlag zu verkraften. Zeit, um die Dinge wieder in Ordnung zu bringen, die durch ein solches Ereignis durcheinandergerieten. Der Nachlass muss geordnet werden, das Leben muss weitergehen.

Nun, so ähnlich ist es im Kleinen wie im Großen. Wir haben einen Unfall, die Folgen müssen getragen sein. Vielleicht haben wir uns nur den Fuß verstaucht oder den Kopf angestoßen. Wir sind erkältet oder haben eine Grippe. Der normale Ablauf ist gestört - vielleicht nur für einen kurzen Moment. Schmerz durchzuckt uns, es tut weh. Wir halten den Atem an - bis wir wieder orientiert sind. Dann holen wir Pflaster, Verband oder gehen zum Arzt. Wir pflegen uns oder lassen uns pflegen, bis wir wieder in Ordnung sind.

Schließlich muss das Leben weitergehen, die Pflicht ruft, die Aufgaben drängen: Das ist normal.

Ereignisse sind immer ein Schock, eine Erschütterung für unser geordnetes Dasein - mal klein, mal groß. Ein 'tödliches Ereignis' setzt unserem Leben ein Ende. Der Schock war schlimmer, als wir ertragen konnten.

Ereignisse, die auf uns schockhaft einwirken, sind wie ein Schlag auf eine Trommel: Sie versetzen uns in Resonanz, sie schicken Wellen aus wie Schall. Die Trommel 'tönt'. Mal erfolgen die Schläge langsam, Schlag auf Schlag, und der Schall verklingt nach jedem Schlag. Ein anderes Mal kommen sie rasch aufeinander: Der 'nächste Schlag' kommt, noch bevor der erste verklungen ist. Eine neue Infektion beispielsweise, noch ehe wir von der ersten genesen sind. (In der Medizin kennt man die 'schlimme Wirkung' von Zweitschlägen.) Noch bevor wir uns erholt haben, erhalten wir den nächsten Treffer - wie beim Boxen. Bei einem 'Trommelwirbel' gar gibt es einen 'Dauerton' - die Trommel tönt ununterbrochen. Wie im Krieg - Trommelfeuer ist unerträglich.

In unserem Leben, in jedem Leben, gibt es viele solche Schläge, die so schwach sind, dass wir sie nicht merken. Wir sagen, sie liegen unter der Wahrnehmungsschwelle. Dennoch sind sie nicht wirkungslos. Sie 'machen' uns nervös, fahrig, hektisch oder gar aggressiv.

Neuerdings beobachten wir, dass offenbar mit unserer Erde etwas 'vor sich geht'. "Zivilisationsschäden", sagen die einen. "Wir sind selber schuld, weil wir gegen die Natur handeln, sie zerstören, in Unordnung bringen, sie in großem Ausmaß verschmutzen. "

"Kosmische Energien“, sagen Andere. "Die Erde befindet sich in einem Umwandlungsprozess von kosmischen Ausmaßen."

Wie auch immer - die Menschen in den zivilisierten Ländern wirken zunehmend strapaziert. Ihr Leben ist unnatürlich, hektisch, rastlos. Sie werden häufiger krank und sterben an neuen, rätselhaften Krankheiten (AIDS). Seuchen nehmen wieder zu, die man schon für ausgerottet hielt. Das ist alles recht merkwürdig. Unser Herz ist offenbar häufig an der Belastungsgrenze - Herzinfarkte sind die häufigste Todesursache. Krebs die Zweithäufigste. Krebs und Herzinfarkt zusammen sind eine Geisel der Menschen von heute, die wir immer noch nicht kontrollieren können. Ist das Zufall?

Unser Herz ist gut ausgelegt - im Lauf eines normalen Lebens schlägt es 75 x 365 x 24 x 60 Minuten x 60-mal. Das ist eine gewaltige Anzahl von Schlägen, die das Blut durch den Körper pumpen. Dabei 'zuckt' unser Auge fast 100-mal soviel, bevor es sich für immer schließt. Dazwischen liegen Zahlen, die beschreiben, wie oft ein Nerv zuckt oder ein Muskel, wie unser Gehirn vibriert oder unser Atem 'rasselt'. Unzählige Ereignisse, die uns ein normales Leben garantieren.

Und jedes Ereignis ein 'Schock' für die winzigen Zellen, die unseren Körper ausmachen.

Was also ist unnatürlich an solchen Ereignissen? Dass sie uns stören und missfallen?

Und kosmische Ereignisse und irdische Katastrophen? Vielleicht sind sie so natürlich wie ein 'Pulsschlag' im 'Leben' eines Mega-Wesens, dessen Größe und Dimension für uns unvorstellbar ist. Selbst wenn Sonnen verglühen und Galaxien untergehen - vielleicht ist es so unmerklich und notwendig für dieses 'große Wesen', wie für uns das Absterben einiger Zellen, die wir nicht mehr benötigen, und die durch neue ersetzt werden.

Wir Menschen neigen sehr zu emotionalen Übertreibungen und zur Selbstüberschätzung. Möglicherweise sollten wir etwas bescheidener urteilen: Wir messen alles an unseren menschlichen Maßstäben.

Ordnung verändert sich ständig - und wird zur Unordnung. Nicht anders ist es mit der Zeitordnung. Wir wissen nicht wirklich, was Zeit ist. Wir messen sie anhand von 'Uhren' - periodisch wiederkehrenden Ereignissen. Und glauben an die 'ewige Gleichförmigkeit' des Tickens der 'kosmischen Uhr', an das gleichmäßige Strömen der Zeit - unveränderlich von Anfang an.

In Wirklichkeit haben wir keine Ahnung, wie oft 'das Unvorhersehbare' eingetreten ist in diese Welt und die Zeitordnung erschüttert hat - tausendmal? Millionen Mal im Laufe der 'universalen Zeit'?

So ist es uns ein Leichtes, an die 'Unerschütterbarkeit' unserer biologischen Uhr zu glauben. Weltzeit! In jedem Menschen tickt dieselbe Uhr, glauben wir. Es ist längst bekannt, dass dem nicht so ist. Jeder Mensch hat seine eigene biologische Uhr. Viele sind ähnlich - manche ganz anders. Kinder können zu Greisen werden - und manche 'Alte' sich eine jugendliche Frische bewahren. Die 'biologische Uhr' geht unregelmäßig. Sie tickt nicht, sondern tanzt. Sie ist wie ein Kind, mal lebhaft, mal träge. Und wir wissen nicht, wie oft sie erschüttert wird, wie viele Aussetzer sie hat. Doch eines ist sicher - eines Tages bleibt sie stehen. Wir möchten, dass sie möglichst lange geht, dass sie möglichst gleichmäßig geht. Nun, dann müssen wir sie immer wieder reparieren. Die Schäden, die durch 'Schocks' und 'Erschütterungen' hervorgerufen wurden, reparieren.

Aber wie? Mit welchem Medikament? Mit welcher Methode?

Eine mögliche Antwort versuchten wir in den vorliegenden Ausführungen zu geben. Wenn wir die 'Schäden' von früheren Erschütterungen als 'Blockaden' bezeichnen, sind wir wieder bei unserem Thema. Bei *einem* Thema von vielen: Denn in den folgenden Texten soll gezeigt werden, dass 'Blockaden' mehr sind als 'Schäden infolge von Schocks'. Blockaden sind nicht nur eine Notwendigkeit von Entwicklung in Freiheit und Selbstverantwortung.

- **Blockaden sind auch die Keime des Neuen, das uns nach und nach vertraut werden möchte.**

Fortschreitende Blockierung

Ein Abbild der Wirklichkeit

Wir haben nun einen kurzen Rundgang durch das Systemische Modell hinter uns gebracht und dabei versäumt, Blockaden auf der ***Atmischen Ebene*** zu betrachten. Das ist ein Mangel, den wir an anderer Stelle beheben werden. Im Augenblick sehen wir davon ab, weil sie nicht verständlich gemacht werden kann, ohne uns tiefer in den *Willensaspekt* des Blockadenmodells hineinzuarbeiten. Dies zu tun bedeutet, das ganze Blockadenmodell noch einmal in einem neuen Licht erscheinen zu lassen, in einem Licht, das sich uns erst dann entzünden wird, wenn wir diese erste Stufe des Lernens und Begreifens bewältigt haben.

Daher fahren wir nun in unserer Betrachtung von Eigenschaften von Blockaden fort und heben etwas hervor, das wir bereits kennengelernt haben. Bisher hat der Leser wohl den Eindruck erhalten, als sei eine Blockade etwas klar Umgrenztes, das man begrifflich fassen kann, also gleichsam vor sich hinstellen und betrachten, als sei es ein objektiv vorhandenes Gebilde.

Nun wollen wir uns aber daran erinnern, dass wir es hier mit einem Modell zu tun haben, das uns (wie alle Modelle) nur ein *Abbild der Wirklichkeit* geben kann. Wie dies nun einmal bei Abbildern zu sein pflegt, ist das entworfene Bild immer vom Standpunkt des Betrachters abhängig. So wollen wir uns auch hier merken (und nicht vergessen!), dass unser Standpunkt ein ganz besonderer ist, der uns das Bild eines Blockaden-Geschehens zugänglich macht. Wie ein Fotograf von seinem Standpunkt aus nur *eine* Ansicht erhält, so entspricht auch unser Modell einer bestimmten Ansicht eines lebendigen Geschehens, das so vielfältig beschaffen ist, dass jede Ansicht an ihrer eigenen Begrenztheit leidet und nur an ihr leiden kann. Daher wollen wir uns nicht dazu versteigen, dem Blockadenmodell eine größere Bedeutung beizumessen, als es für unser tägliches Tun und praktisches Verstehen haben kann.

Andererseits dürfte man dem bisher Gesagten ohne Schwierigkeiten entnehmen, dass dieses Modell vieles enthält - und noch mehr in sich verbirgt - was andere, hoch komplizierte Theorien auf schwierigere Weise zu erklären versuchen.

Diesen kurzen Vorspann brauchen wir, damit wir das nun Folgende besser einordnen können. Dass Blockaden sich ***dynamisch*** verhalten, haben wir bereits kennengelernt. Blockaden sind also nichts, das in der Zeit stehen bleibt, denn so etwas gibt es nicht in dieser Welt. Blockaden sind insofern zeitgebunden, als sie unserem zeitlichen Wesen verhaftet sind - denken wir beispielsweise an einen Fluss, in den wir ein Hindernis werfen.

Wie ein Stein im Fluss

Dieses Hindernis begegnet dem Fluss so, wie dieser sich zu einer Zeit (am Hindernis) bewegt. Andererseits <u>steht</u> es in der Strömung und bildet so einen Widerstand gegen die zeitliche Strömung. Denn würde es mit dem Fluss schwimmen, wäre es kein Hindernis. So gesehen verhalten sich Blockaden *auch* wie etwas Zeitloses, denn sie bringen die Zeitordnung durcheinander und schaffen gleichsam neue Realitäten, mögen diese nun geringfügig oder bedeutsam sein.

Das ist nun nichts Neues, denn wir wissen, dass Menschen in einem ***blockierten Zustand*** uns unreal erscheinen können und wir in der Regel Schwierigkeiten haben werden, uns mit ihnen über diese unsere gemeinsame Realität (was ist das?) zu verständigen. So haben wir viele Hinweise darauf, dass Blockaden wahre 'Realitätskünstler' sind und mit daran beteiligt, Realitäten zu verändern und Neues real werden zu lassen - und dies in einem fort.

Das ist kompliziert ausgedrückt und es bedeutet, schlichter gesagt, dass die Welt in Entwicklung begriffen ist ("Die Evolution steht nicht still!") und jeder Einzelne von uns sich in der Welt und mit der Welt entwickelt. Sich entwickeln ist mehr als 'sich verändern', und das weiß jeder, der sich um seine eigene Entwicklung bemüht.

Doch das ist nicht alles, denn wir müssen auch leben und wir wollen leben, und wir wollen unsere Entwicklung erleben. Und so sorgt das Leben dafür, dass wir uns entwickeln können und doch dabei unsere Stabilität nicht einbüßen.

Das ist nun ein zentraler Gegensatz, der uns immer wieder beschäftigen wird, denn aus sich heraus kann man Stabilität nur so verstehen, dass sie ein konservierendes Element enthält, das ein Bestehendes zu erhalten sucht. Damit tritt es der Entwicklung von etwas Neuem notwendigerweise entgegen.

Wir stoßen in der Naturwissenschaft des Öfteren auf solche zentralen Gegensätze - Widersprüche sind sie nur in unserem Denken und Begreifen! Die Entwicklung der Modernen Physik hat uns gezeigt, dass fundamentale Gegensätze, wie sie beispielsweise im Welle - Teilchen - Bild deutlich geworden sind, unser Verstehen nicht mehr behindern, sondern gleichsam auf eine höhere Stufe heben.

Dies trifft nicht nur auf die Moderne Physik zu, sondern auch auf andere Bereiche unseres modernen Lebens, und eine alte Spruchweise fordert uns geradezu auf, 'die beiden Seiten einer Medaille' (die offenbar Gegensätze sind) zu sehen.

Die Doppeldeutigkeit von Blockaden

Damit kommen wir nun zu einem Punkt, der Jedem beim Studium der Blockadentheorie anfangs Schwierigkeiten bereiten wird. Denn auch Blockaden haben diese zwei gegensätzliche Seiten, die mit ***Entwicklung*** und ***Stabilität*** zu tun haben. Diese beiden Seiten könnte man so ausdrücken.

- Einerseits kann der Kern einer Blockade eine neue Entwicklung befördern, insofern er die Fortsetzung des alten Zustandes behindert. Dafür gibt es genügend Beispiele, die wir uns zu gegebener Zeit noch ansehen wollen. Nicht selten bedeuten Blockaden, dass in den Fluss unseres gewohnten Lebensablaufes ein Hindernis geworfen wird, das eben diesen Fluss in eine neue Richtung drängt.
- Andererseits bedeuten Blockaden, dass wir *mögliche* Entwicklungen behindern und nicht wahrnehmen, um unser Leben stabil zu halten.

Diese Zweiseitigkeit oder Janusköpfigkeit von Blockaden mag dem einen oder anderen zu kompliziert erscheinen und über das hinausgehen, was er sich von einer einfachen Theorie verspricht. Andererseits hilft es uns, beizeiten diese Doppeldeutigkeit von Blockaden anzuerkennen und uns an sie zu gewöhnen. Denn ähnlich geschah es auch in der Modernen Physik zu Anfang unseres Jahrhunderts, und in einem viel umfassenderen und tiefergreifenderen Sinn, als man sich entschloss, die Doppeldeutigkeit in unserer Lichttheorie zu akzeptieren und auf sie aufzubauen.

Daher glaube ich daran, dass gerade diese Schwierigkeit unser Blockadenmodell auszeichnet und so erfolgreich macht, wie wir dies von ihm erwarten. Anders gesagt, wenn wir uns mit einer einfachen (und einseitigen!) Ansicht begnügen, müssten wir über kurz oder lang eine Konkurrenztheorie erfinden, die die andere Seite der Medaille - und damit eine andere Erklärung von Blockaden - an den Anfang setzt oder sich zum Ziel nimmt.

Daher scheint es mir notwendig, auf diese Schwierigkeit der Blockadentheorie hinzuweisen und sie geradezu hervorzuheben, denn der einsichtige Leser wird sie über kurz oder lang doch entdecken. Nur so haben wir auf lange Sicht die Chance, im Blockadenmodell ein weittragendes Modell zu schaffen, das lohnt geschaffen zu werden.

Damit meine ich explizit, dass wir mit etwas Anstrengung und Mühe die Blockadentheorie ebenso leicht erlernen werden, und möglicherweise noch schneller, als uns dies mit anderen Lehren unter den Naturheilverfahren - hier denke ich an die Homöopathie oder die Akupunktur - gelungen ist. Das Schöne am Blockadenmodell ist ohne Zweifel, dass es den Grundgedanken der Herdlehre und der Störfeldtheorie beibehält und weiterentwickelt und dennoch so abstrakt formuliert ist, dass wir ihn *auf alle Ebenen* unseres Systemischen Modells anwenden können. Damit haben wir einen nahezu unbeschränkten Zugang zu den Problemen unserer Zeit, seien diese individueller oder gemeinschaftlicher Natur. Blockaden sind also dem Entwicklungsgedanken fremd und vertraut zugleich.

- **Blockaden befördern und behindern die Entwicklung,**

und welches sie im einzelnen Fall gerade tun, das müssen wir jeweils herausfinden. So ist es letztlich dem Betrachter und seinem Standpunkt überlassen, welcher Seite er sich mehr zuwenden will, und die Entscheidung darüber muss ihm immer überlassen bleiben. Das ist kein Nachteil sondern ein Vorzug der Blockadentheorie, denn welche Entscheidung er auch immer trifft und treffen wird, er weiß, dass es noch eine andere Möglichkeit des Entscheidens gibt. Und so wird auch das, was er an Konsequenzen für sich als Arzt, oder für den Anderen als Patienten, in Erwägung zieht, immer noch Alternativen offen lassen. Diese Denkweise entspricht dem Zeitgeist, wie er sich heute entwickelt, und tut es um so mehr, als es uns die Freiheit zurückbringt, die wir in den deterministischen Bestrebungen vergangener Jahrhunderte vernachlässigt und vermisst haben.

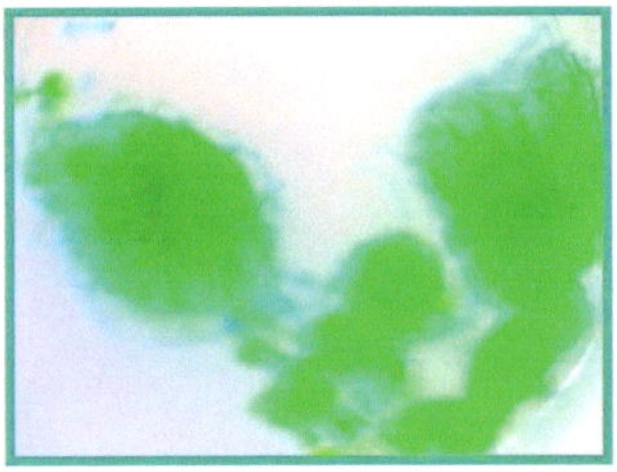

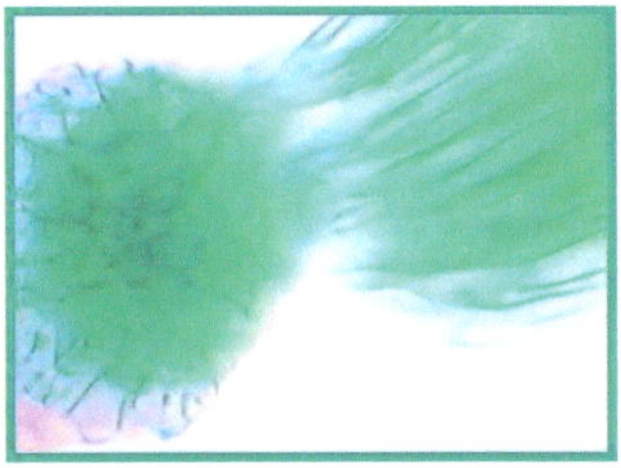

Abb. 15 Bilder von gefärbten Öltropfen auf einer Wasseroberfläche, die sich aufeinander zu bewegen und sich schließlich vereinigen. Dabei bilden sich 'assoziative Brücken'.

Der assoziative Charakter von Blockaden

So kommen wir nun zu dem eigentlichen Punkt, um den sich dieses Kapitel dreht - der Assoziationsfähigkeit von Blockaden. Denn nun brauchen wir nicht besonders zu betonen, dass Blockaden nicht für sich allein bestehen können, sondern dass sie in den Fluss des Lebens eingebunden sind, und dass das Leben mit ihnen verfährt und sie bewegt und verschiebt und verändert, so wie sie andererseits das Leben behindern oder befördern, ganz wie man es sehen will.

Es gibt verschiedene Möglichkeiten, wie wir uns die Assoziationsfähigkeit von Blockaden anschaulich machen können. Ich möchte mit einem einfachen Bild beginnen, das jeder von Ihnen mit einem kleinen Experiment nachvollziehen kann.

Nehmen Sie dazu einen Teller mit Wasser und fügen ihm mit einem Löffelstiel zwei Tropfen Öl so hinzu, dass sie möglichst weit von einander zu schwimmen beginnen. Beobachten Sie dann von Zeit zu Zeit, wie weit die Öltropfen voneinander entfernt sind. Sie werden sehen, dass die Tröpfchen sich im Lauf der Zeit aufeinander zubewegen und schließlich miteinander verschmelzen.

Wie kann man diesen Vorgang erklären? Es gibt verschiedene Möglichkeiten, von denen wir zwei herausgreifen wollen.

- Erstens. Die beiden Öltropfen ziehen einander an.
- Zweitens. Die Oberflächenspannung sorgt dafür, dass sich die beiden Tropfen schließlich vereinigen.

Beide Erklärungen sind richtig, wenn auch der Naturwissenschaftler die Letztere bevorzugen wird. Wozu brauchen wir dieses Beispiel? Wie können wir es auf unser Blockadenmodell anwenden?

Nun, wenn es um die Assoziationsfähigkeit von Blockaden geht, stellt sich eine ähnliche Frage: Warum wirken Blockaden aufeinander ein, warum sind sie assoziativ, neigen also dazu, sich aneinanderzulegen? Auch hier haben wir zwei mögliche Erklärungen.

Blockaden ziehen sich an.

Zum Beispiel ordnen sie sich nach Gefühls- oder Bedeutungsinhalten. Etwas 'mechanisch' ausgedrückt, könnte man sagen: Blockaden in ihrem emotionalen Aspekt sind assoziativ, wie wir aus der Psychologie wissen. Sie ordnen sich nach ähnlichen Gefühlen und bilden gleichsam 'emotionale Brücken'. Auf diese Weise lagern sich Blockaden zu Blockadenkomplexen zusammen, entsprechend dem Charakter dessen, was sie zur Bindung drängt. Machen wir ein geläufiges Beispiel.

In uns entwickelt sich eine Tendenz, Ruhe zu finden und Zeit für uns selbst zu haben. Diese Tendenz steht in Widerspruch zu den vielfältigen Verpflichtungen, die wir heute oder vor einiger Zeit eingegangen sind und denen wir nicht ohne Weiteres entrinnen können. So werden wir all dem an Motiven, die uns zur Ruhe hindrängen, entsagen, damit wir unseren Verpflichtungen in gewohnter Weise (und das bedeutet oft, wie 'man' es von uns gewohnt ist!)

nachkommen können. Wir neigen alle mehr oder weniger dazu, solchen andrängenden Tendenzen zu widerstehen, sie niederzuhalten und nicht zur Kenntnis zu nehmen, damit sie uns in unserem Tätigwerden nicht behindern können. Das ist üblich und verständlich, und daran wäre nichts auszusetzen, wenn ... nun, eben wenn sich nicht dazu ein Blockadenkomplex bilden würde, der uns zur Ruhe hin und zur Selbstbeschaulichkeit drängt und mahnt. So hat also diese unsere Gewohnheit - und oft sind es Gewohnheiten - zur Folge, dass sich eine Art 'Gegensteuerung' keimhaft in uns bildet, die unser Leben wieder ins Gleichgewicht und zu größerer Harmonie hin führen möchte.

Betrachten wir als Gegenbeispiel einen Menschen, der gewohnt ist, viel allein zu sein und für sich selbst zu machen, und der dabei andere Tendenzen unterdrückt und nicht zur Kenntnis nehmen will, die ihn zur Geselligkeit und zum Austausch mit der Welt hinführen möchten. Dieser wird also ganz anderen Tendenzen Widerstand entgegenbringen und so zur Bildung eines andersartigen und geradezu Entgegengesetzten Blockadenkomplexes beitragen.

Auch dessen Zweck und Absicht ist es letztlich, ausgleichend zu wirken und das Leben des Betroffenen in eine 'gesündere' Balance zu bringen. An diesem Beispiel sieht man leicht, wie sich Blockadenkomplexe assoziativ bilden und zusammenlegen, und dabei ganz unterschiedliche Motivationskeime besitzen.

Daher kann man nicht generell sagen, welche Blockaden sich zusammenlegen werden, oder welche Blockaden bevorzugt assoziativ sind. Sie werden sich hervortun in einer Zeit und bedingt durch die Umstände, die das Leben des Betroffenen beeinflussen, oder nach denen er es gestaltet hat, und gemäß den Anlagen, die in ihm zur Entwicklung streben.

Damit ist hoffentlich deutlich gemacht, dass wir uns hüten müssen, Blockaden generell Eigenschaften zuzuweisen und diese sozusagen objektiv an ihnen festzumachen und sie dadurch zu einer Art farbigem Murmelspiel zu degradieren. Blockaden sind, wie ihr Name sagt, das, was sich dem Fluss des Lebens entgegenstellt und diesem Fluss eine andere Richtung geben möchte.

Andererseits sind es gerade die Blockaden, die den Fluss des persönlichen Lebens beieinander halten und die letztlich seine Ufer bilden, sodass er in einem ausgewählten Bett dahinströmen kann. Bezogen auf unsere Beispiele heißt dies, dass der eine wie der andere seinen Lebensgewohnheiten folgt und diese aufrechterhält. So wird er zu einem verlässlichen Partner für seine Mitmenschen, der nicht sprunghaft, unzuverlässig oder gar unberechenbar erscheint, weil er jedem noch so kleinem Impuls spontan und freudig nachfolgt. Andererseits kann sich dieser Zustand zu einem blockierten Zustand 'auswachsen, wenn er längere Zeit und rücksichtslos dem inneren Drängen widersteht und so alle Tendenzen zur Harmonisierung in sich blockiert.

Wir könnten diesen einfachen Beispielen weiter nachspüren und würden noch so manches zutage fördern, das uns und unseren Zeitgenossen zu schaffen macht - und dabei unschwer erkennen, wie hilfreich unser Blockadenmodell für uns sein kann. Das wollen wir um der Kürze willen nicht tun, sondern noch einen Punkt hervorheben, der sich nun logischerweise anbietet.

Blockadenkomplexe dissoziieren

Es könnte doch sein, dass der Betroffene in unserem ersten Beispiel dem inneren Drängen nachgibt und, sorgsam erwägend, seinen Terminkalender ändert. Er mag es geschehen lassen, dass nun Ruhe in sein Leben einkehrt und er Zeit für sich hat, und er all die Dinge nachholen kann, die er in den vergangenen Zeiträumen versäumt und aufgespart hat.

Der andere Betroffene mag sich nun endlich entschließen, die Gesellschaft Anderer zu suchen und die selbst gewählte Einsamkeit aufzugeben, und mag nun so auf seine Weise nachholen, was ihm in seiner gewohnten Lebensweise bisher entgangen ist.

Wie auch immer, in jedem Fall hat der Blockadenkomplex seinen Zweck erfüllt und alle Tendenzen und Motivationsstränge, die sich in ihm angesammelt hatten - oder auch nur einige - mögen nun hervortreten und die Entwicklung der nächsten Tage oder auch Wochen bestimmen, und sich so als nützlich und harmonisierend erweisen.

So ist es also auch in den Blockaden und dem Blockadenkomplex richtunggebend angelegt, dass sie das Leben beeinflussen möchten und ins Leben einfließen, und so sie dies tun, als Blockaden auflösen.

So können wir sagen, dass Blockaden, die unter diesem oder jenem Gesichtspunkt assoziieren, genau so wieder dissoziieren, wenn dieser Gesichtspunkt verschwindet oder an Bedeutung verliert.

Das ist nun ein schwacher Abklatsch dessen, was wirklich im Leben geschehen kann und tatsächlich geschieht, und ich möchte nur in wenigen Stichpunkten ergänzen, in welche Richtung wir unsere Gedanken noch lenken können.

Da ist zum einen der Gesichtspunkt der Wertigkeit, und damit meine ich all das, was wir zu einer Zeit in unserem Leben bevorzugen oder vernachlässigen, für wichtig halten oder ablehnen, was wir schätzen oder fürchten. Und damit kommen wir ohne Schwierigkeit auf das Gebiet der Sinnfälligkeit und der Bedeutung von Dingen oder Handlungen für unser Leben - oder was wir dafürhalten, und das ist nicht dasselbe.

Und so möchte ich dieses Kapitel nicht schließen ohne zu betonen, dass wir mit diesen wenigen Bemerkungen und Beispielen nur Hinweise gegeben und die Tür einen Spalt geöffnet haben, die wir bei künftigen Betrachtungen noch weiter aufstoßen müssen, damit wir neue Räume der Wahrnehmung und des Selbstverständnisses betreten können.

Ausgewählte Literatur

DETHLEFSEN, Thorwald, DAHLKE, Ruediger:
Krankheit als Weg.
Deutung und Be- Deutung der Krankheitsbilder
Goldmann, Mchn. (2000)

GADAMER, Hans-Georg
Das Erbe Europas
Suhrkamp, Fkft a. M. (1989)

JACOB, Wolfgang:
Kranksein und Krankheit
Anthropologische Grundlagen einer Theorie der Medizin
Hüthig, Hdlbg. (1978)

LECHNER, Johann:
Störfelddiagnostik, Medikamenten- und Materialtest
Verlag für Ganzheitliche Medizin, (1997)

LECHNER, Johann:
Herd, Regulation und Information
Hüthig, Hdlbg. (1993)

LEWIN, Roger: ***Die Komplexitätstheorie***
Wissenschaft nach der Chaosforschung
Hoffmann und Campe, Hmbg. (1992)

PFLAUM, Heinz, PFLAUM, Peter:
Synopsis der Regulations-(Zahn-)Medizin.
K. F. Haug, Hdlbg. (1999)

PISCHINGER, Alfred, HEINE, Hartmut:
Das System der Grundregulation
K. F. Haug, Hdlbg. (1997)

PIETSCHMANN, Herbert:
Das Ende des naturwissenschaftlichen Zeitalters
Weitbrecht, Stgt. (1995)

ROBERTS, Jane:
Das Seth-Material
Ein Standardwerk Esoterischen Wissens
Ariston, Genf / Mnchn. (1986)

ROBERTS, Jane:
Seths letzte Botschaft
Eine neue Sicht von Gesundheit, Krankheit und Tod
Bauer, Frbg. (2000)

VESTER, Frederic:
Neuland des Denkens
DVA, Stgtt. (1980)

WEBER, Winfried:
Krankheit als Ausdrucksform
K. F. Haug, Hdlbg. (1993)

Verzeichnis der Abbildungen

Index

Günther Heim

Die Rose blüht im Winter

Entwicklungskrisen und ihre Bewältigung

Verlag: Books on Demand GmbH, Norderstedt
2008
ISBN 978-3-8370-2502-6

Über das Buch:

Die Welt, die wir kennen, ist in einem gigantischen Entwicklungsprozess begriffen, der jeden von uns in seine unfassbaren Wirbel hineinzieht. Der Anschein von Stabilität und Sicherheit, den wir täglich aufrechterhalten möchten, täuscht uns nicht wirklich über das Ausmaß von Veränderung, dem jeder Einzelne ausgesetzt ist. Damit wir uns in diesem Wirbeln zurechtfinden, sind in diesem Buch Gedanken vorgestellt, die uns helfen können, unsere persönlichen Erwartungen, Hoffnungen und Pläne den realen Bedingungen einer Welt im Übergang anzupassen. Transformation meint also nicht nur das ganz individuelle Bewusstsein, das wir unser eigen nennen und das sich in diesem Wirbel von Neuerungen immer wieder bewähren muss. Damit wir die Entwicklung im Großen begreifen und unsere ureigene Entwicklung aktiv betreiben können, ist hier zusammengetragen, was uns nottut, damit wir nicht in unerträglichen Krisen stecken bleiben oder in körperlichem Leiden unser Unvermögen, die Entwicklung dieser Zeit mitzumachen, schmerzhaft zu spüren bekommen.

Günther Heim

Heidrun Heim

Einen neuen Anfang wagen

Wege aus der Krise

Verlag: Books on Demand GmbH, Norderstedt

2008

ISBN 978-3-8370-6854-2

Über das Buch:

Das Thema 'Krebs' ist so aktuell wie je zuvor. Und doch löst es in uns noch immer Angst und Beklemmung aus, wenn einer unserer Freunde oder gar Familienangehörigen davon betroffen ist. Am schlimmsten natürlich dann, wenn es uns selbst trifft.

In den sieben Vorträgen, die hier zu einem Buch zusammengefasst sind, wird dem entgegengearbeitet, was hinter der Angst und Sorge steckt: das Gefühl der Ohnmacht einem schrecklichen Schicksal gegenüber, das unverhofft und nie erwünscht zuschlägt. Wir brauchen nicht ohnmächtig abseits zu stehen und diese oder jene Therapie über uns ergehen lassen, hin und her gerissen zwischen Angst und Hoffnung, Verzweiflung und neuerlichem Aufbäumen.

Die neue These: Hinter der Krebserkrankung steht eigentlich die *Krebsproblematik* – und sie ist eine zutiefst geistige Auseinandersetzung mit urmenschlichen Konflikten und Widersprüchen, die wir alle kennen. Also ist die Lösung auf *geistigem* Weg zu suchen – und jeder kann sie finden, der sich darum bemüht. 'Wege aus der Krise' werden wie von selbst sichtbar, wenn wir uns darauf einlassen, das Problem selbst zu lösen – mit aller Hilfe, derer wir dabei bedürfen.

Günther Heim

Heidrun Heim

Wie der Himmel so blau

Über das magische Tun und Lassen

Verlag: Books on Demand GmbH, Norderstedt

2008

ISBN 978-3-8370-7400-0

Über das Buch:

Wir leben in einer Zeit des Überganges, der uns alle fordert. Die Globalisierung der westlichen Lebensart bringt zunehmend Probleme mit sich, die nun offenkundig werden. Es scheint, dass wir unter einem Übergewicht besonderer Art leiden – dem zu großen Gewicht, das wir auf rationales Denken legen. Wir vergessen dabei, dass das Leben selbst das Denken hervorgebracht hat, und zwar als eines seiner vielen Kinder, und nicht umgekehrt. Daher sollte das Gefühlsmäßige, das Träumerische, das Künstlerische und Spontane, wieder stärker unser alltägliches Leben bestimmen. Auch in unserem täglichen Bewusstsein. Wie wir dahin gelangen können, und welche Möglichkeiten sich uns dadurch eröffnen, wird in diesem Buch dargelegt.